夫妻和家庭治疗中的正念与接纳

Mindfulness and Acceptance in Couple and Family Therapy

［美］Diane R. Gehart　著

吉莉　译

中国轻工业出版社

图书在版编目（CIP）数据

夫妻和家庭治疗中的正念与接纳／（美）黛安娜·R.
格哈特（Diane R.Gehart）著；吉莉译．—北京：中国
轻工业出版社，2017.10（2023.10重印）
ISBN 978-7-5184-1612-7

Ⅰ．①夫…　Ⅱ．①黛…②吉…　Ⅲ．①精神疗
法－研究　Ⅳ．①R749.055

中国版本图书馆CIP数据核字（2017）第223971号

版权声明

责任编辑：戴　婕
策划编辑：戴　婕　　　　责任终审：杜文勇
责任校对：刘志颖　　　　责任监印：吴维斌

出版发行：中国轻工业出版社（北京东长安街6号，邮编：100740）
印　　刷：三河市鑫金马印装有限公司
经　　销：各地新华书店
版　　次：2023年10月第1版第3次印刷
开　　本：710×1000　1/16　印张：19
字　　数：178千字
书　　号：ISBN 978-7-5184-1612-7　　定价：58.00元
著作权合同登记 图字：01-2015-8125
读者热线：010-65181109，65262933
发行电话：010-85119832　传真：010-85113293
网　　址：http://www.chlip.com.cn　http://www.wqedu.com
电子信箱：1012305542@qq.com
如发现图书残缺请拨打读者热线联系调换
231736Y2C103ZYW

《水滴正念译丛》总序

我从1993年接触禅修，至今已过了20多年。禅修已成为我日常生活的一部分，带给我很多积极的影响，从调节身体情绪到发现思维陷阱，乃至开发个人创造力以及促进人际关系和睦等。

2009年春，我在苏州西园寺服务，偶然看到了《抑郁症的内观认知疗法》这本书，发现西方的正念专家经过30年的摸索尝试，已将传统的禅修智慧与现代科学，诸如心理学、脑科学、神经科学等相整合，发展出一系列行之有效的治疗途径。那时我心中欢喜不已，同时也谋划着如何用禅修去让自己和周围的人受益。

那年初秋，当我受邀为一些义工培训的时候，便尝试使用了书中介绍的完整练习。那是一次为期7周的具有好奇与探险精神的体验。因为没有参加过相关的课程培训，我能做的只是尽量熟悉书中的内容介绍，在自己理解体验之后带到课堂上与大家分享。

教室被安排在环境清幽的西园古刹中，那是一个安静小院里的一间中式房间，名字叫作般若堂。般若是梵语，相当于中文的"智慧"。

记得第一次上课的时候，天气还有点热。做后勤的伙伴们将教室布置得很典雅唯美，还买来了鲜花放在教室中，并准备了精美的小点心作为茶歇。我们在地板上围坐成一圈，每个人面前的小桌上都有一只白色的骨瓷小碟，里面放着一两块精致的茶点。在边上的小花瓶中，还插着几簇新采来的鲜花。许多来学习的朋友进入课堂瞬间，就被教室的环境吸引住了。

课程的开展出奇顺利。在第二次课堂上反馈第一周的回家练习时，有位中年男性说，在家中跟着录音做身体扫描练习的时候，每次都无法做完，做到一半就睡着了。尽管如此，他却感到很开心。因为他平时工作繁忙、压力大，入睡困难，睡眠质量很差，没想到正念禅修如此神奇，能如此迅速地改善他的睡眠。

在课程结束后，他再次分享了他的体验。经过7周的课堂课后练习，他的气色明显好转了，不仅脸上有了光泽，而且人也更有活力了。其他的参与者也分享了各自的身心变化。

这时，我确信并见证了西方正念专家将传统的佛法禅修引入人类的健康方面做出的有益的尝试和效果。

2011年冬，我有幸参加了西园戒幢佛学研究所的"佛学与心理学论坛"。在论坛的最后一天，主办方邀请到来自美国的正念减压创始人——卡巴金博士，为各位心理学与佛学的专家介绍正念减压在西方的产生、发展与现状。通过卡巴金博士的介绍，我欣喜地看到了正念禅修在西方近三十年的发展进程，对人们的身心健康做出的积极贡献。

于是，从2012年起，我开始参与到正念减压在国内的相关课程培训与学习中，并将学到的经验运用在平时带领的禅修课程中，得到了大家积极的反馈。同时，由于受到西园戒幢佛学研究所倡印的《正念译丛》的启发，我也希望将国外专家在正念运用中的一些优秀书籍翻译过来，惠及国内的相关专业人士，让更多国人了解、学习正念，拥有幸福快乐的人生。

2014年夏，我联系到了上海南嘉心理咨询中心的徐钧老师。徐老师既是一位资深的临床心理学家，同时又是一位长年坚持正念禅修的体验者，一直关注正念在国内的发展。当我把想组织翻译一些优秀的正念书籍的想法向他表达后，他爽快地答应了，并帮助寻找具体书籍、联络出版机构。

经过徐钧、李孟潮、刘兴华几位老师的推荐，我们最终挑选出《八周正念之旅——摆脱抑郁与情绪压力》《正念教养》《正念心理治疗师的必备技能》《心理治疗中的智慧与慈悲——在临床实践中深化正念》《夫妻和家庭治疗中的正念与接纳》五本书组成了本套丛书。它们涉及正念对情绪与压力的转化、正念对心理咨询师的支持以及正念在夫妻关系和亲子关系中的运用。

很快，在徐老师的帮助下，我们联系到中国轻工业出版社"万千心理"作为这套丛书的出版机构。在戴婕编辑的推进下，这套书籍即将与大家见面。在此，我想表达深深的感恩！

感恩缅甸的羯地腊长老、焦谛卡禅师、德加尼亚禅师在禅修上对我的悉心教导！

感恩西园寺常住给予我带领禅修的机缘！

感恩为"水滴正念译丛"做出贡献的各位朋友！

愿大家：

平安　幸福　欢喜　自在

郭海峰

水滴禅室

2016年12月14日

译 者 序

我关注正念以及心理学实践与佛学的结合已经有四五年的时间了，在这期间我阅读了不少相关的书籍，也有幸参与翻译了不少与之相关的课程，在慢慢的摸索和体验中，我不仅在心理咨询和治疗的实践中，也在生活中渐渐体会到了正念的"威力"。所以，当我看到这本书时，一下子就被吸引了，二话不说就接下了翻译任务。

作者对于正念与接纳在临床实践中的运用，特别是在夫妻和家庭治疗中的运用，以及正念的教学都有着非常丰富的经验。书中非常详尽地描述了在教学和临床中可以灵活运用的各种练习和方法。在翻译的过程中，我常常处在一边码字、一边体验练习的过程里，有的时候全身宁静自在，有的时候心中感动不已、泪流满面，有的时候又会为发现了一个简单实用的临床技巧而感到激动欣喜。

在翻译这本书的过程中，我渐渐养成了一些习惯：临睡前，午休时，上班途中，甚至在出差旅行的飞机上，或者什么时候感到有些累了，我就会花上几分钟的时间，做一个书中描述的小练习。这为我的工作和生活都带来了潜移默化的改变。以"观呼吸"为例，这是所有正念练习中最基本的一个，也是很多放松治疗中的一部分。我发现，当我很认真地刻意去做一个深呼吸的时候，肩膀和胸口处的肌肉其实会变得更加紧张，肩膀也会略微上耸，就身体的感觉而言，起到的效果并不是放松，有时反而还增加了紧绷的感觉。但是当我"正念地"观呼吸的时候，我只是去留意呼吸时身体的起伏变化，空气进入口鼻的感觉和温度，只是留意，而不去刻意地做任何改变，渐渐的，在某一刻，放松的状态就悄然来临了。现在，在做咨询前，我都会先花上两三分钟的时间观照一下自己的呼吸，这就可以更容易把这种稳定觉知的氛围带入整个咨询的过程中，让这个过程变得更清明。

就如本书作者在最后一章所写的那样，当我对自己的生活越有正念、越多接纳时，我就越不太可能去创造没有必要的苦，而且也更能品味到自由和宁静真正的味道。这样的自由无法通过金钱、关系或特别的训练获得；它必须经由每一天、一再地选择。

愿我们每个人都有勇气，一次又一次地做出这样的选择。愿每一位读者都能从阅读本书的过程中体会到正念与接纳的魅力，为您的生活和工作带来更多的自由和力量！

吉 莉

于 杭州法相巷

2017年6月30日

前　言

　　这本书的源头，要追溯到1988年弗吉尼亚州威廉姆斯堡一个闷热潮湿的午后。我的课程顾问刚为我报了心理学第一学期的必修课，然后他让我选一门选修课。当我在进行选择时，我很惊讶地发现，威廉玛丽学院有一个宗教系，毕竟，这是一所公立大学。作为南加州的本地人，佛教课程吸引了我的眼球，尽管我的教授非常困惑不解，我还是坚持请他替我报名了。建构主义的哲学把现实描述为"是经由观察者的语言建构而成"，我发现这种观点既富有挑战性又令我着迷。很快，我就说起了中文，主修东亚研究及心理学。但是，我被迫要将这两个世界分割开来：我当时在心理学和宗教研究领域找不到愿意督导我的佛教与心理学研究论文的教授，他们每一位都认为我的研究主题不适合做学术研究。

　　因为无法追寻我的这两个热情所在，我决定继续博士学位的学习，成为了一个研究藏传佛教的学者，同时得到了华盛顿大学的研究职位。然而，当我听说大部分同学毕业后都是为美国中央情报局做秘密工作而不是去象牙塔开乏味的讲座时，我离开了那里，再一次回到了风险不那么大的心理学领域。不幸的是，我当时还不太理解那个领域中的微妙之处，选择了婚姻与家庭治疗这个分支。就像生活中经常出现的情况一样，这个"错误"最终被发现是一个伪装的祝福。当我听完了我的第一堂家庭治疗理论课后，我立刻就知道，我终于找到了一条能够让我追随那两个热情的道路。系统化后现代家庭治疗理论只不过是西方治疗版的东方哲学，而且可以让我在无需掌握十一种外语的情况下，将佛法的原则运用到实践之中，丰富他人的生命。我找到了自己学术的家园。让我非常感谢的是，我的同事们心态开放，让我时不时地汲取自己作为一个佛教徒的资源，写下自己是如何将行动中的佛学用于家庭治疗实践的。然而，在我从研究生院毕业后，我就非常地小心，绝口不提这两个世界之间的共性，因为我还记得之前学到的令我备感羞愧的教训——有些主题是不值得做学术研究的。

当正念作为一个重要的力量出现在心理治疗领域中的时候，我震惊了。禁忌已经被打破。我的眼中真的满含着喜悦的泪水。尽管我知道，这对于非学术界人士而言有些戏剧化，但对我而言，这有点像是自己的原罪终于被宽恕了。后来我了解到，是卡巴金（Jon Kabat-Zinn）把正念引入到了行为医学领域，从而带来了很多的解放。所以，就像很多人一样，我蒙受了他的先驱精神的恩惠。

在本书中，我希望能为这趟旅程带来圆满，把正念取向的治疗以及它的姻亲家庭治疗带回到它们的佛学基础上。我会分三个部分来做这件事。首先，我将对在夫妻和家庭治疗中使用正念、接纳和佛教心理学的研究及哲学基础做一个综述，本书的第二部分将提供一个详尽且务实的方法，以便将这些理念投入到治疗的实际行动中去，这包括：

- 形成并维持治疗关系
- 发展个案的概念化
- 识别目标并发展出一个治疗计划
- 在"治疗中"采用正念和接纳的原则
- 采取干预，为夫妻和家庭关系带来改变
- 适当地指导个案进行正念练习
- 用正念来实践治疗师的自我关爱

这套方法中练习的设计，是为了让治疗师能够轻松地将其整合到他们现有的实践中去，无论他们偏好哪一种治疗模型都可以操作。最后，本书的最后一个部分涉及的是将正念用于培训以及治疗师的自我关爱。我分享了无数的个案案例，所有那些案例都是基于我多年来接待的个案，为了保护他们的隐私，我把关于身份的各种具体细节作了调整。我要特别感谢这些充满冒险精神的灵魂，是他们和我一起探索了新大陆，于是我才发展出了在这本书里所描述的实践方法。

我邀请你——读者，去发现正念和接纳的潜能，来帮助你的来访者活出更充分、更丰富的生命，也为你自己找到这份同样的礼物。享受这段旅程。合十祝福。

目　　录

第一部分
哲学及研究基础介绍

| 第一章 |

治疗中的正念

　　杰佛瑞懒散而安静地坐在我办公室一角的沙发上，他的母亲激动地诉说着，他的老师认为他已经成为了一个有严重问题的学生：和同学打架、在教室里吼叫、他很费劲才完成的一个小小的课堂作品也没有交上来。这个10岁的孩子已经很熟悉校长办公室了。他们建议他母亲带他去做个注意力缺陷及多动障碍的评估。尽管三年前苏珊娜和前夫艾尔离婚时，两个人有许多的意见分歧，但是在这件事情上，他们很快就达成了一致：我们的儿子不服用药物。于是，苏珊娜带他来见我，希望心理治疗能有所帮助。

　　在我们的第一次会谈中，苏珊娜最急切的问题就是，在我们诉诸药物之前，有没有任何可能可以尝试的心理治疗方法。我向她提供了一份来访者很容易读懂的文献综述和证据基础（Northey，Wells，Silverman，& Bailey，2002），也告诉她正念是一种新兴的方法，有可能真的能够处理潜在的神经方面的议题。比起杰佛瑞，她更迫切地想要试一试。

　　在接下来的那次会谈中，我提供了基本的正念呼吸冥想训练，和他们一起合作制定了一个练习计划。他们同意在上学前"坐下观察自己的呼吸"5分钟的时间，并认为这是最好的计划。他们会在早餐后一起在客厅里做这件事，用妈妈手机上的计时器为这个练习计时。

当我在接下来的那个星期问起他们的这个体验时，杰佛瑞很兴奋地说他认为正念非常有帮助：因为那让他的妈妈情绪好多了！他喜欢这个"新妈妈"，如果这能帮到她的话，他愿意继续做这个练习。苏珊娜承认，保证这每天5分钟安静地聚焦在她的呼吸上，会提醒她每天早上不要匆忙慌乱地冲出门，而是保持一种觉察的感觉。她也认为，杰佛瑞似乎也更平静、更乐于合作了。不仅如此，她还告诉我，她的前夫也同意和他们一起练习，愿意使用打印出来的指导说明，并且在线记录练习情况，以此来与他们保持一致。他们共同的价值观——避免使用药物——让他们在这件事情上对儿子的养育工作协调得很好，比过去三年中的任何一件事都要好。

在接下来的几个星期，他们报告说事情进展得越来越好了：校长办公室去得越来越少了（很快就不再去了）；越来越少被罚留校；上交的作业更多了。在会谈中，我们不仅讨论与每个星期的正念练习相关的实际因素（如，你们有没有练习，练习的频率），还会讨论他们所看到的效果，以及他们认为这些效果带来的意义（如"我更平静了"，"我是一个更好的妈妈了"，"拥有一个平静的早晨能帮助我更好地在教室里集中注意力"）。这些意义提供了一片肥沃的土壤，使他们能认同更多新的行动，辅助他们在学校和家里变得"更平静"、"更好"。我们也检视了正念为家庭关系带来的效果：苏珊娜和杰佛瑞争吵的次数明显减少，而且苏珊娜和艾尔的沟通状态是自离婚以来最好的。杰佛瑞在两个家里都能有一样的常规活动，他认为这很"酷"，而且他有这样一个印象，他的老师和校长都开始更多地鼓励他。他也很高兴能和父亲有独处的时间，在那段时间里继母不会出现。三个月后，杰佛瑞不仅在学校里很少再惹麻烦，他和母亲的关系也达到了几年来最好的状态，并且，苏珊娜和艾尔在离婚后第一次得以很好地协同养育儿子。

正念在这个家庭中有一个涟漪效应，影响到的远不止是他们最开始时所抱怨的杰佛瑞的行为问题。这个方法帮助他们在家里创造了一种正面的氛围，也促使家庭成员体验到了一种胜任感，这种胜任感蔓延到他们生活中的其他方面。他们承诺于正念练习，每天一起迎接共同的任务，这带来了一种全新的合作感和有一个共同目标的感觉。杰佛瑞的老师和校长开始与他建立起不一样的关系，他的同学们也是一样。

尽管并非所有的家庭都会像杰佛瑞一家那样具有合作性，或者用正念练习获得他们那样的成功，但治疗师们还是可以把正念及相关的概念，如接纳，整合到自己的工作中。正念正在快速地确立起声誉，它是一种以实证为基础的疗法，用于成人抑郁、焦虑，以及许多其他的心理及身体议题（Baer，2003），而且它在帮助儿童、夫妻及家庭方面的潜力也正在得到探索。本书旨在通过理论、研究基础和如何运用正念与接纳的实践技能来指导治疗师们，帮助来访者在关系中更为成功。

正念和家庭治疗

在所有苦的形式当中，或许夫妻关系和家人的关系最令人费解，而且它无处不在。正如谚语所言："和他们在一起活不下去，不和他们在一起也活不下去。"爱的关系之强烈，几乎总是涉及那些令人困惑的受伤和愤怒的时刻。体验性的关系治疗师们知道，夫妻和家人的工作触及了作为人的核心——人们学习如何在彼此之间找到信任和安全、原谅所犯的错误、更全面而深刻地去爱，同时发现，在生命中最重要的是什么。它也是一项很艰巨的工作：通常每个人在治疗会谈结束的时候都精疲力尽了。但是这项工作也是值得为之付出努力和投入的：研究者们越来越发现，幸福感和身体健康与一个人的亲密关系的质量密切相关（Gambrel & Keeling，2010）。

这本书为治疗师们提供了一份详细而务实的指导，将正念、接纳和与之相关的实践方法用于和夫妻、儿童及家庭一起工作，既可以在门诊中使用，也可以用于私人执业的情况。书中描述了一种连贯且整合的方法，包括用于以下各个方面的正念方法：

- 形成并维持治疗关系
- 发展一种对案例的概念化
- 识别目标并发展出一个治疗计划
- 运用正念和接纳的原则来实施"治疗"
- 促成夫妻及家庭关系发生改变的干预方法
- 在恰当的情况下指导来访者进行正念练习
- 用正念来践行治疗师的自我关爱

本书并不是把某个单一的方法作为处方，而是描述如何运用这些实践方法的各种选择，这使得临床工作者可以灵活地将这些理念以最适合他们现有的工作与所具有的技能的方式整合进去。但是，在介绍这个治疗性的方法之前，我将从正念的定义开始，探索其哲学基础，并检视这些实践方法现有的证据基础。

正念的定义

你很快就会发现，正念并没有一个简单直白的定义。相反，作为一个具有很多面的概念，正念的定义会随着你对它的体验而变化。所以，让我们从头开始：

就像在治疗中所用的那样，正念翻译自巴利语 Sati 和梵语 Smrti，它们有的时候被翻译为觉知（awareness）或者明辨（discernment）。卡巴金（Kabat-Zinn, 2003）是在行为健康领域使用正念的超级先锋，他在多年实践中发展出了以下的定义：

随着有意识地注意当下的片刻，以及不加评判地注意在一个接一个的片刻中展开的经验而出现的觉知（p.145）。

卡巴金的定义中关键的元素是：（1）有意识地觉知；（2）关于当下；
（3）不作评判。最常见的正念练习，是有意识地觉知个体当下时刻的呼
吸，对呼吸或任何在那一刻升起的念头或感受不作评判。正念也可以用
于几乎所有当下时刻的体验，比如行走、饮食、听、感受情绪，以及感
受身体的疼痛。

为了便于对正念进行研究，Bishop 等人（2004）发展出了一种常用
的两部分组成的操作定义，它把卡巴金定义中的前两个元素结合为一
个部分，并且进一步增加了正念定义的精微之处，勾勒出了它的轮廓。
他们对于正念的定义如下：

　　1. 对注意力的自我调节，于是注意力始终维持在当前的体验上。

　　2. 特定地定向于个体当下这个片刻的体验……其特点为好奇、敞
　　　开以及接纳。

这个操作定义强调的是，正念的注意力本质上是一种自我调节的
注意力，要求持续地、有意识地努力，和一个维持焦点的次级加工过
程。此外，他们还进一步阐释了践行者与当下体验的关系，即对所经验
到的任何内容保持好奇和接纳。夫妻和家庭治疗师对于接纳这个元素
尤为感兴趣（Christensen，Sevier，Simpson，& Gattis，2004）。

Brown，Ryan 和 Creswell（2007）在他们对于正念的定义中增加
了两个品质：（1）无概念，（2）实证。他们强调，正念是一个头脑中没
有概念的状态：在正念状态下，头脑不会用已有的概念来解释这个世
界（或者以最小的程度），而是采用一种不干预的姿态，只是注意到正
在发生什么。这种"无概念"的方式同时也是一种实证的方法，类似
于一个客观的科学家在做判断和决定之前，先对现象做出无偏见的描
述，以寻求"完全的事实"。这个无概念的姿态很好地整合了家庭治疗
中无数的建构主义传统（Gehart & McCollum，2007；Gehart & Pare，
2009）。此外，Brown 等人让我们注意到了正念中自下而上的加工这个

元素，这也让神经研究者们产生了极大的兴趣，如 Dan Siegel（见第二章中的详细讨论）。

也许对于正念的主观体验最好的描述并非来自某个佛教或者心理学的来源，而是来自鲁米，一位十三世纪的苏菲派诗人：

客　　栈

做人就像是一家客栈

每个早晨都有一位新的客人到来。

喜悦、悲伤、吝啬，

一瞬间的觉悟来临，

就像是一个意外的访客。

欢迎并招待他们每一位！

即使他们是一群忧伤之徒，

暴力地扫荡你的房舍，

将家居一扫而光，

但你仍然恭敬地对待每一位客人。

他也许是在为你清理，腾出空间给一些新的喜悦。

对阴暗的念头、羞耻和恶意，

在门口笑脸相迎，

邀请他们进来。

无论谁来都感恩，

因为他们每一位都是从超越之处而来，

来做你的向导（Barks，2001，pp. 179-180）

鲁米的描写捕捉到了练习正念的主观挑战。"接纳"和"活在当下"听起来浪漫、理想而且足够容易，但当你坐下来亲自去做的时候，才发现在当下的片刻升起的很多东西都至少是不愉快的，有的时候几乎难以承受；突然间，鲁米所说的"暴力"变得痛苦而清晰。无论意识中升起的是什么，都学习成为一个豁达的主人，这或许是生命中最大的挑战之一。鲁米假设，带着接纳欢迎内在升起的所有将会获得正向的益处，这也许比许多佛教徒的观点更为乐观，但是，当我们实践这个具有挑战性的练习时，多一些鼓励是会有帮助的。

正念定义的多个面向

把正念的行为、操作和主观描述放到一起，我们就得到了以下这个多面向的定义：

> **正念**：自我调节的、当下的觉知，不带预有概念和评判地欢迎所有的体验，带着好奇和慈悲"如其所是"地接纳。

正念最基本的成分是将觉知有意识地集中、并一再集中于当下体验中的一点，比如呼吸或者身体的感觉。这种注意力必须是持续地自我调节，意思就是需要通过努力来维持焦点。接下来，这种注意力的精神是一种豁达的欢迎，不带任何预有的"应该"如何的概念，对于所升起的内容也不作评判。最后，是一种开放的好奇和接纳的精神，要求一种不作反应的、探究的、深度慈悲的态度，来对待其核心：一份脆弱而谦卑的体验。如果你是这种练习的新手，谨记它可不适合怯懦的心。

状态和特质

如果这还不够复杂的话，学术文献读物中对正念还作了另一个重要的区分：正念的状态和正念的特质（Ddonna，2009）。正念的状态就如其名，指的是处在一种觉知当下的状态中。相比之下，正念的特质指的是个体倾向于更频繁地进入到正念的状态中，或者能更容易地安住在这个状态里；它描述的是一种性情。个体可能因为有规律的正念练习、环境或者可能的基因而更频繁地表现出正念的特质 (Smalley & Winston，2010)。大部分用于测量正念的纸笔测试都是关于正念的特质。所以，在阅读正念的研究文献时，临床工作者应小心地区分这两类研究。

正念

作为一种基本的觉知品质和态度，我们可以通过让任何事物成为觉知的焦点来练习正念：一个物体、一种身体感觉、身体的动作、一种情绪，或者甚至是一个念头。在各个时代和各种文化下，人们最喜欢用来作为觉知焦点的对象就是呼吸。在任何一个有意识的时刻，它都可以企及，这是用来练习注意力的最方便的对象。而且，神经学研究者提出，把注意力集中于呼吸的另一个好处是，呼吸起伏的节奏有助于把大脑带入到一种整合的神经状态，这能促进大脑最佳的运作 (Siegel，2007)。

简而言之，正念的呼吸觉知包括观察呼吸，同时让头脑内在的对话安静下来。就是这样。这听起来很简单，但是需要一生的时间来掌握，因为头脑——除非经过训练——很难保持长时间地集中注意力和安静。在几秒钟的时间里，它就跑了：思考着这样的冥想方式是不是正确；晚饭吃什么；我妹妹说的那番话到底是什么意思；回顾待办事项；回忆起二年级时被同学欺负、奚落；计算税务；又想起晚餐，等等。（而且，是的，通常情况下就是以这样的顺序和这样的逻辑。）

尽管练习的基本说明很直白，但是在练习中更具挑战性、也更为关键的方面就是当头脑开始游离的时候，重新集中注意力：当注意到头脑游离了，重新回到注意力的集中时，不要对自己失去焦点这件事情进行斥责。对我们大部分人而言，不加评判地恢复注意力是最难的部分——这也是我们要努力学习的地方。恢复注意力要求我们首先不带任何预有概念或评判地接纳任何出现的事物，然后慈悲地重新集中注意力，不对失去注意力做任何批评。所以，接纳和慈悲主要是通过重新集中注意力的过程来学习的，而不是那些相对喜乐的、无概念的、对当下充满觉知的片刻。出于这个原因，我坚持认为当我们用正念来修正身体的或关系的议题时，失去了焦点然后重新集中注意力的过程才是治疗的时刻，而不是那些持续性的正念觉知，这些更多是与灵性的发展有关。我发现在我训练来访者正念的时候，强调这一点能极大地提升他们尝试、失败、再次尝试的意愿。

总结一下并且给出一个现实的画面，正念练习看起来是这个样子的：

集中注意力——失去焦点——温和地重新集中注意力。

集中注意力——失去焦点——温和地重新集中注意力。

集中注意力——失去焦点——温和地重新集中注意力。

集中注意力——失去焦点——温和地重新集中注意力。

集中注意力——失去焦点——温和地重新集中注意力。

需要重复几次就重复几次，直到铃声响起，练习结束。

这很像孩子学习走路或者骑自行车，只不过事实上孩子对于任务的学习和掌握是信手拈来的。承诺于正念练习涉及的是毕生的失败和重新再来——而且每一次在做的时候都对自己是这么充满人的本性而有更多的慈悲、接纳和随喜。

涉及宗教或者灵性吗

尽管"涉及宗教或者灵性吗"这个问题看起来非常的直接，但是，还是有很多出人意料的答案。大部分关于正念的文献和实践都是聚焦于其佛教的根源，而且这也确实是卡巴金（1990）最初的灵感来源。大部分人都会同意，佛教徒们拥有最高级的冥想实践，因为比起其他的宗教，他们的宗教的整个中心就是围绕着这样的修行。但是，几乎在世界上所有的宗教和社会中都能发现正念的实践。比如，基督徒有一种传统叫做沉思祷告（contemplative prayer），在过去的几年里，因为人们对正念的兴趣越来越浓厚，所以这种祷告重新得到了振兴，并有了一个现代化的称谓：归于中心的祷告（centering prayer，Ferguson，2010）。很有趣的是，这两种传统教的是同样的正念技巧，将注意力集中于呼吸，让头脑安静下来，最终（在高级的灵性修行中）走向没有焦点、只是空的意识。这两种传统的主要区别在于，基督徒把沉思祷告作为一种与上帝进行直接沟通的方法：当头脑安静并安顿下来，体验到长时间的静止时，人就能与神性有更多的接触。犹太教和伊斯兰教的传统也有相似的沉思冥想修行法，帮助修行者让头脑安静下来，实现与神更多的接触（Hamdan，2010；Weiss & Levy，2010）。

佛教不用正念或者其他的冥想来直接与神接触，因为它与世界上大部分其他的宗教不同，佛教在技术上讲是无神论的：佛陀并没有被认为是一个神，而是一个人。而且，与犹太－基督教不同，佛教不是以信仰为基础的；相反，佛教被认为是实证主义的（Levine，2000）。佛陀鼓励他的追随者不要基于信仰来听从他的教导，而是要对他的教导进行研究、探索和实验，自己来判断这些教导是不是真实的。因为他大部分的教导涉及的都是人受苦的来源及其对治方法，即实行符合道德的行动并且管理好自己的意识状态（如正念及其变体），佛教及其实证主义的"自己亲自去检验"的传统与西方的心理学有很多的平行之处，而且就很多方面而言，比起犹太－基督教，它与当代心理学有更多的相似之处。

而且，治疗师也应该注意到，在心理治疗中使用正念的方式，与灵性成长中对正念的使用是不一样的。当出于灵性的目的修行正念时，益处主要来自静止的时候那份宁静。但是，当我们用练习正念来处理心理问题时，最为重要的成果是来自于注意力的一再集中，而不是持续静止的觉知。在神经方面而言，注意力的一再集中为大脑构建了新的连接，于是前额叶皮质——大脑中更加"高级的"、更加逻辑的中心——能够让焦虑的边缘系统平静下来，缓解应激反应。此外，主要是通过不断地重新集中注意力，我们才有机会来学习接纳与慈悲，从而减少对自己和他人的评判。来访者们常常发现，为自己"无法集中注意力"的情况重新建立一个框架很有帮助：不再把它当作一种失败的标志，而是一个非常有必要的情况，好让自己有机会重新集中注意力，从而产生他们最渴望的心理上的益处。

正念的神经生理学

研究者认为，可以通过追踪正念对应激反应的影响来了解正念的益处（Badenoch，2008；Goleman，2003，2005；Goleman & Schwartz，1976；Treadway & Lazar，2010）。应激反应，也被成为战斗－逃跑－僵化反应，由交感神经和副交感神经系统组成，前者触发应激，后者导致放松。应激反应主要是由位于大脑中部的边缘系统来执行。当杏仁核认为某个内部或者外部的情况是一种危险时，就会触发应激反应；这会激活交感神经系统，释放出大量神经递质，让我们的心率上升、肌肉力量增加、瞳孔放大，从而准备好战斗或者逃跑，或者僵化（Badenoch，2008）。在那些充满压力的时刻，个体对于更为缓慢也更加"理性"的前额叶皮质运用减少，因为杏仁核"劫持"了大脑，于是能在生死攸关的刹那做出必要的生存反应（Goleman，2003，2005）。这种非凡的反应在面对身体上的威胁时非常有效，比如遇到剑齿虎、有军队入侵，或者小孩子充满痛苦急需救助时；在那些情况下，人类可能会拥有"超人"的力量和耐力来保护自己及他人的生命。

当个体判断所处的环境是安全的，副交感神经系统就会关闭高度紧张的功能，放松身体，回归到正常的功能。这个应激反应的系统设计并不适合长期运行，也不适合频繁地运行，因为它对身体会产生负面的作用和负担（消化功能关闭、脏器中的血液减少、心脏和肌肉不得不过度工作）。不幸的是，身体对于心理上的威胁用的也是这套应激反应，而心理上的威胁在情况再度回归"安全"时，其关闭应激系统的信号并没有那么清晰。心理威胁可能会持续好几个小时，个体担忧、反复思量、在内心排演应激事件，让一个原本设计出来只是偶尔、短期使用的系统负担过重。

正念能够帮助人们提升关闭应激反应的能力，引发放松反应，提高神经做到这一点的能力。事实上，最新研究提示，大脑的生理结构可能会发生改变，从而提高了个体关闭应激反应的能力。Treadway 和 Lazar（2010）发现，长期的正念练习增加了大脑皮质的厚度（大脑中更高级的中心），包括观察内部及外部感受的区域、做决策的区域、认知加工区域、记忆区域和控制感的区域。而且，在一个对刚开始做冥想8个星期的人们所做的实验中，Holzel 等人（2010）发现，正念练习减少了杏仁核（边缘系统的一个部分）中的灰色物质，而且这与被试所报告的压力减轻有相关。这些研究提供了初步的证据，说明正念提升了大脑神经的可塑性，提升了前额叶皮质的功能，缩小了与应激反应相关的脑区，于是让大脑在生理上能够更好地应对压力。正念似乎对应激反应产生了深刻的影响，这有助于解释练习正念所带来的数量繁多且涉及广泛的心理上与关系上的益处。

正念的好处

正念的研究者们发现了一系列令人印象深刻的与正念相关的正面结果，包括心理上的好处和关系上的好处，研究者认为这在很大程度上归因于正念对应激反应的改变。

正念对关系的好处

研究者们找到了以下这些正念练习和"特质"为关系带来的好处：

- **提升婚姻满意度**。拥有更多正念"特质"的夫妻婚姻更加幸福，其主要的调节变量为有效沟通自己的情绪的能力以及调节愤怒的能力（Barnes，Brown，Krusemark，Campbell，& Rogge，2007；Burpee & Langer，2005；Wachs & Cordova，2007）。

- **更好的沟通**。拥有更多正念"特质"的夫妻沟通的品质更高，特别是较少语言上的暴力、负面性及退缩，更多积极正向的问题解决、沟通和支持能力（Barnes 等人，2007）。

- **提升同理心和慈悲心**。正念提升个体共情的能力和从别人的视角出发看待事物的能力（Birnie，Speca，& Carlson，2010；Block-Lerner，Adair，Plumb，Rhatigan，& Orsillo，2007）。

- **提升对自己与伴侣的接纳**。正念以及与之相关的强化接纳的技巧能提升个体对自己和伴侣的接纳（Christensen 等人，2004；Harris，2009；Peterson，Eifert，Feingold，& Davidson，2009；Pruitt & McCollum，2010；South，Doss，& Christensen，2010）。

- **提升对互动模式的觉察**。以正念为基础的家庭教养课程提升了父母从"元视角"看待问题的能力，正念地观察他们与孩子之间有问题的互动模式（Dumas，2005）。

- **提升带着觉察回应的能力**。以正念为基础的家庭教养课程和夫妻课程也用于帮助学员们发展正念的沟通技巧（Carson，Carson，Gil，& Baucom，2004；Duncan，Coatsworth，& Greenberg，2009a，2009b；Pruitt & Mc Collum，2010）。

- **在关系中有更多的自由和安全感**。有经验的禅修者报告说，持续的练习提升了他们在关系中感到安全的能力，使他们能够降低自己的防御、更多地袒露自己（Pruitt & McCollum，2010）。

● **更多的联结感和分离感**。有经验的禅修者经常报告说，具有与所有的生命更多的联结感，同时也能觉察到自己是一个独立的、分离的个体；这种灵性的结合感可以理解为在他们的夫妻与家庭关系中有更为全面的亲密和独立（Pruitt & McCollum，2010）。

正念对心理的好处

有越来越多的证据表明，正念也许在治疗很多精神健康问题方面颇有助益，包括抑郁障碍、双相障碍、焦虑障碍、饮食障碍、注意力障碍、行为障碍、人格障碍和物质滥用等障碍（Baer，2003；Shapiro & Carlson，2009）。正念在心理上的好处有：

● **增加正面的情绪和幸福感**。增加个体在日常体验中的正面情绪和整体的幸福感，如快乐（Brown & Ryan，2003；Fredrickson，Cohn，Coffey，Pek，& Finkel，2008）。

● **减轻压力**。减少个体在日常生活中的压力体验，并且增加放松的生理状态的频率（Holzel 等人，2010）。

● **促进情绪调节**。更能够调节负面情绪和具有挑战性的情绪（Brown & Ryan，2003）。

● **增加元认知层面的觉察**。提升了个体将念头和感受视为流经的心理事件的能力（Kocovski，Segal，& Battista，2009；Pruitt & McCollum，2010；York，2007）。

● **减少了过度思虑**。减少了沉溺于因发生的事件而带来的负面情绪的倾向，这与抑郁和焦虑有关（Kocovski 等人，2009）。

● **改善注意力**。提升了个体聚焦并把注意力集中于任务上的能力（Kocovski 等人，2009）；有一个研究发现，如果在连续的五天中，每天坚持20分钟的练习就能显著地提升注意力水平（Tang

等人，2007）。

- **增加了接纳，减少了逃避**。使人们能更好地接纳困难的想法、情绪和处境；对此类事情的回避如果经常发生的话，会被视为很多精神健康方面障碍的根源（Kocovski 等人，2009；York，2007）。

- **澄清价值观**。通过减少自动运行的倾向，个体常常能更清晰体验到价值观、目标和生活方向（Kocovski 等人，2009）。

- **增加对自己的慈悲**。帮助人们对自己有更多的关怀和慈悲，这与心理健康水平的提升有关（Baer，2010；Pruitt & McCollum，2010）。

正念、幸福感和积极心理学

因为经常体验正念的人更快乐，有更让人满意的关系，所以积极心理学家和研究者们开始对正念越来越感兴趣。有些人甚至将正念描述为心理治疗和积极心理学中"缺失的那一环"，认为治疗师们做的很多促进长期的幸福感的工作都可以浓缩为提升个体如其所是地接纳当下生活中发生的一切的能力（Hamilton，Kitzman，& Guyotte，2006）。从这个角度来看，治疗师们或许可以检查一下自己目前所有的常用工具，这或许会有些好处，还有，检查一下他们可以往里面再加些什么，从而增加来访者的正念倾向。

心理治疗中的正念

在历史上，主流心理治疗师们曾经对冥想练习有所怀疑，认为它是某种新世纪（New Age）的胡扯。他们脑海中想到的都是衣衫褴褛的课虫盘腿坐在一起，唱诵着梵语经文。但是，卡巴金在三十年前种下的一颗种子如今不仅发芽了，而且超乎了任何人最狂野的想象。他开始为马塞诸塞州立大学医院中的病人开设以正念为基础的减压工作坊（Mindfulness-Based Stress Reduction，简称为MBSR），那所医院的医生们相信病人能从这个技巧中获益，减轻焦虑。他有意地选择了将正念与其佛教的根源分离，于是它宗教性的源头就不会成为它被这个科学和医药的领域接纳的障碍（Baer，2003，2006；Kabat-Zinn，1990）。他非凡的成功也得益于他对课程的仔细而系统化的研究，提供了大量人们所关心的生理上和心理上的效度证据。这个结果几乎可以称得上是一次精神卫生领域的革命。在不到十年的时间里，心理治疗领域转变了其充满怀疑的姿态，而是敞开心扉地拥抱这个方法。

尽管似乎是相当奇怪的同伴，认知行为疗法的治疗师们最为热情地在治疗中探索了正念的运用。卡巴金在行为医学领域的工作——正念减压疗法——无疑是正念与认知行为治疗师之间的月老。通过引入接纳的概念，正念为传统的认知行为疗法带来了变革：接纳自己不想要的、带来困扰的行为、念头和感受。人们将接纳称为"行为治疗的第三浪潮"（Hayes，2004）。

以正念为基础的治疗和具有正念特点的治疗

对正念治疗的经典分类是：以正念为基础，或者具有正念的特征（Shapiro & Carlson，2009）。在以正念为基础的治疗中，主要的干预手段叫作正念冥想。相比之下，具有正念特征的疗法把正念和接纳的原则整合进了一个更为宽泛的治疗模型之中。近年来，发展出了几种以正念为基础的疗法和具有正念特点的疗法。

正念减压疗法

第一个以正念为基础的方法，几乎也是所有以正念为基础的疗法的模板，就是正念减压疗法（MBSR）。这是卡巴金（1990）于1979年在马萨诸塞大学医学中心发展出来的，当时是为了服务于那些患有很难治疗的病症的医学病患。正念减压疗法是一个高强度的持续八周的团体课程，每个团体最多35个成员，这令其非比寻常的高效。MBSR 课程包括以下一些关键的元素：

- 每周2 ～ 3小时的团体会议，持续8周以上
- 除了团体会议之外，还有一个6小时的静默闭关
- 每天练习20 ～ 45分钟
- 正念呼吸冥想
- 以正念为基础的身体扫描
- 运用正念进行简单的瑜伽体式训练
- 慈爱（loving-kindness）冥想
- 体验日常的正念活动

尽管这是一个要求相对较高的课程，但是课程的参与度和完成率都很高，后续研究发现，有80% ～ 95% 的学员会继续练习正念（Baer，2003）。课程的导师都经过细致而广泛的训练，课程由马萨诸塞大学正念中心提供。

正念认知疗法

正念认知疗法（Mindfulness-Based Cognitive Therapy，简称为 MBCT）直接基于 MBSR(Segal，Williams，& Teasdale，2002)，是用于治疗抑郁以及抑郁复发的。用的是一样的8周的形式，MBCT 设计的人数更少，最多12名学员。MBCT 课程同样包括冥想，与 MBSR 中的冥想一样，除了 MBSR 中的慈爱冥想。慈爱冥想并不是 MBCT 中正式的一个部分，但是 MBCT 同样强调对于自己的慈爱（Shapiro & Carlson，2009）。与 MBSR 相比，MBCT 教学的部分聚焦于抑郁，而不是压力和压力反应。而且不像在传统的认知行为方法中那样对抑郁的思考作逻辑的辩证，MBCT 教来访者对负面的思考模式有所觉察，并且"看见"

他们"只是"念头，如果个体不去"喂养"这些念头，它们就只是来来去去，从而改变与它们的关系。所以，重点是不要过度地认同于抑郁的思考，而且也不要试图强迫它停止。

MBCT 被认为是预防抑郁症复发的"黄金标准"（Shapiro & Carlson，2009）。尽管大部分的治疗形式在治疗抑郁症方面都是有效的（Elkin，Shea，Watkins，& Imber，1989），但是主要的挑战一直在于如何预防复发，在被诊断为抑郁症的患者中，至少有一半都出现了复发的情况。MBCT 是一个显著降低了抑郁症复发率的干预手段，在复发过三次及三次以上的病患中，复发率从78% 降低到了36%（Ma & Teasdale，2004）。

正念关系强化

与家庭治疗师特别相关的是，Carson 和同事们（Carson，Carson，Gil，& Baucom，2004，2006，2007）发展并实施了最初的研究，是关于以正念减压（MBSR）的模型为基础的无痛苦夫妻关系强化课程。与其他以正念为基础的课程相比，以正念为基础的关系强化（Mindfulness-Based Relationship Enhancement，简称为 MBRE）包括了更多的慈爱冥想，其设计意在增加伴侣之间的、对自己的，以及对他人的慈悲和关怀。慈爱冥想在第一次会谈中会被介绍，并且在整个课程期间都被加以强调。课程内容包括正念的沟通和倾听、夫妻瑜伽练习以及正念触摸练习。MBRE 是一个很有希望的方法，用于帮助夫妻发展出更为满意的关系。

正念教养课程

现在已经发展出了几个以正念为基础的教养课程：以正念为基础的养育培训（Dumas，2005），正念教养（Duncan 等人，2009a），以及以正念为基础的分娩和养育（Duncan & Bardacke，2010）。这几个课程都是将正念整合到已有的、完善的教养课程之中，但是各有不同的焦点。Dumas（2005）运用正念来减少有问题的自动化互动模式，帮助父母把觉知带入其中，然后改变自己的回应方式。相比之下，Duncan 等人（2009a）运用正念来帮助父母把觉知带到当下与孩子们的互动之中，并改善父母的自我调节能力。Duncan 和他的同事就自己的课程做了研究，结果很令人兴奋（Coatsworth，Cuncan，Greenberg，& Nix，2010）。以正念为基础的分娩和养育是基于正念减压疗法的形式，但是强调身体扫描冥想和呼吸，来帮助怀孕三个月的准妈妈们为分娩过程做好准备。

正念复发预防

正念复发预防（Mindfulness-Based Relapse Prevention，简称为 MBRP）以正念认知疗法（MBCT）为基础，旨在减少物质成瘾的复发率（Witkiewitz，Marlatt，& Walker，2005）。这个方法教来访者如何使用正念来有效地管理强烈的冲动和渴望：满怀慈悲并好奇地观察它们的升起及最终的消亡，所用的技巧与正念认知疗法中用来不再认同于抑郁性的念头的方法相似。

正念饮食觉知

正念饮食觉知（Mindfulness-Based Eating Awareness，简称为 MBEA）是一种新近出现的方法，其将正念减压（MBSR）及认知行为疗法（CBT）进行了整合，与具有暴食障碍和肥胖症的人士一起工作，使用正念及引导式冥想，处理身体意向、体重以及与饮食相关的过程（Kristeller & Wolever，2011）。

辩证行为疗法

尽管在辩证行为疗法（Dialectical Behavior Therapy，简称为 DBT；Linehan，1993）中并没有像正念减压疗法（MBSR）和正念认知疗法

（MBCT）那样直接教授正念冥想，但正念的技巧也是辩证行为疗法的四大主要策略之一，用来帮助那些被诊断为具有边缘型人格障碍（以及其他更多的障碍）的人士。在辩证行为疗法中，来访者运用正念来观察、描述、充分地关注他们的情绪体验和行动，从而帮助他们选择更好的反应。这个方法聚焦于帮助来访者通过辩证的整合，啮合于相对立的两个面向。

接纳与承诺疗法

与辩证行为疗法（DBT）相似，接纳与承诺疗法（Acceptance and Commitment Therapy，简称为 ACT）并不直接教授正念冥想，而是将正念的元素及相关的接纳的概念整合到行为治疗当中，帮助来访者应对抑郁、焦虑和惊恐。这个方法鼓励来访者正念地体验通常想回避的念头和感受；他们学习接纳这些，然后承诺于选择更为有效的行为。这个方法的核心是帮助来访者避免认知融合（cognitive fusion）或错误的信念，即以为念头是真实的、实在的，并且是自我中起决定性作用的那个部分。

家庭治疗中的新地平线：正念和自我调节

家庭治疗根植于控制论和一般系统理论的研究，它对系统（彼此关联的部分作为一个整体行动）的描述是，系统具有两个决定性元素：（1）倾向于维持自稳态（homeostasis）——一种动态而又稳定的状态，（2）自我调节——运用反馈来维持自稳态的能力（Bateson，1972；Gehart，2010）。系统的自我调节不是一个有意识的过程，而是系统中的各个部分在互动的过程中自发出现的过程。所以，从实际的角度而言，并没有哪一个部分"有意识地"决定或者策划系统如何自我调节，相反，自我调节的过程是从不断重复的互动中自发出现，形成了互动的规则从而组织着系统。如，在情侣求爱早期，双方对于对方的玩笑、情感、愤怒、悲伤等的反应，开始编织出一段联结之舞，从而建立起"规范"，以及在系统中所期待的行为（自稳态）。没有哪一个个体能支配或控制这些活动，而是自然、自发地从一系列络绎不绝、复杂多变、来来回回的互动中浮现出来的。这些互动随着时间而进化，有的时候会变得僵化、卡住或者有问题，创造出了人际之间的冲突或者个体内在的痛苦（如抑郁、焦虑等）。

家庭治疗是一个运用具体的技巧来打破有问题的系统模式，促使新的、更优化的互动模式来建构这些关系的过程。比如，有的夫妻发展出了"唠叨－退缩"的模式，在两个人之间无数次地重复着，其中一方提出请求或要求，另一方表现得退缩，不对对方做出回应。一方越退缩，另一方越追索；这个模式持续发生着，直到系统到达了一个双方都认为不舒服的外围极限，在这个点上，系统进行自我调整，重新建立"常态"。随着这个模式的重复，夫妻就如何管理亲密与距离建立起关系的"规则"，这些规则"调节"着系统，当互动变得过于远离关系中所定义的核心行为组群（既"常态"，自稳态）时，就会产生一种不适感。系统治疗师帮助这样的夫妻打破这些模式，使得他们可以以不同的方式来回应，从而发展出新的、也更为有效的模式。

正念为系统治疗师提供了一个辅助性的选择，来做到系统的自我调节，即意识的自我调节（Labbre，2011）。它的精髓就在于，有规律的练习正念使个体能够有意识地调节自己的情绪和念头。比如，正念练习者在发现自己卷入到"唠叨－退缩"的循环中时，可以更好地、有意识地认识到那些片刻。他们也能更好地、有意识地自我调节，从而避免事态的升级，于是绕过了负面的互动循环。就某些方面而言，几乎所有夫妻及家庭治疗都努力地想要实现这一点。正念为治疗师们提供了一个资源，使得来访者能够更加有意识地那样去做。

系统家庭治疗的先锋杰·海利（Jay Haley）有一次解释道，为了改变无效的互动模式，通常有必要进行系统化的干预，因为大部分的来访者无法做到有意识的自我调节："给出好的建议（如，在策略派的疗法中给出一个'直接'的指导），意味着治疗师假设人们能够理性地控制自己的作为。为了在治疗行业内获得成功，最好放下这样的想法"（Haley，1987）。将正念整合到家庭治疗的实践中也许能极大地增加可以自我调节的来访者的数量，并且能从"好的建议"和直接的指导中获益，于是拓宽了治疗师在帮助来访者的过程中的选择，从而或许能加速治疗的进程。而且，在情绪聚焦疗法中（Emotionally Focused Therapy，简称为EFT），一个关键的改变因素，就是帮助来访者识别并表达出当下那一刻的情绪体验，这个方法与正念非常地相似。情绪聚焦疗法的治疗效果非常好——高达70%的恢复率以及1.3的效果量（effect size）（Johnson，Hunsley，Greenberg，& Schindler，1999）——并且提供了一个实用的模型，通过正念的体验来改善关系。正念在治疗中的应用或许能够帮助新一代的夫妻及家庭治疗师更高效地帮助来访者，而这是过去那一代治疗师所不曾拥有的。

日常家庭治疗中的正念：一种脚踏实地的方法

在阅读的时候，有的人会热情高涨，他们误以为我们一开始会让所有的来访者都练习正念。有证据表明，对于主动求助的来访者，绝大多数的问题都能通过练习正念而得到一些改善。除了高度结构化的团体课程之外，如正念减压疗法（MBSR）和正念认知疗法（MBCT）（Imel，Baldwin，Bonus，& MacCoon，2008），大部分的来访者没有足够多的动力去做冥想，因为它不符合我们无时无刻不在高速运转的生活节奏（而这也恰恰是冥想会很有帮助的原因）。所以，更为现实的方法是，在非团体治疗的情况下，与个体、夫妻和家庭一起工作的治疗师多采用具有正念特征的练习，将正念整合到更多面谈过程中的互动里去，比如关系或干预，把以正念为基础的干预方法留给可能更适合的来访者，也许是因为他们得到的诊断更适合，或者他们本身就具有冥想的倾向性。所以，在下一章中，我们将把注意力转向理解佛教心理学和家庭治疗实践之间的关联，以更好地理解如何把正念的原则应用于重新思考我们在会谈过程中做什么，以及为什么要那样做。

第二章

对夫妻和家庭治疗实践充满正念的重新展望

> 我们的所有，皆是我们所思所想的产物：它经由我们的思考被发现，它经由我们的思考被创造（Müller，1898，p.3）。

人类是建筑师。人类不只是建造金字塔、摩天大楼、宇宙飞船，还建构现实。无论是在神经实验室里的研究员，还是研究亚原子粒子的物理学家，亦或是与痛苦之中的年轻人一起工作的家庭治疗师，科学家和实践者们都得出了相似的结论：人们在积极地建构着他们对于现实的体验，而且这些建构会戏剧化地塑造出他们未来的经验（Gergen，1999；Hanson，2009；Hayward & Varela，1992）。尽管大部分的当代学者汲取了后现代的文献，从建构主义的角度来描述意识心智是如何与环境互动的，但是建构主义的视角在东方和西方哲学中都已经有了很长的历史（McWilliams，2010；Sagamura，Haruki，& Koshikawa，2007）。在这些更为古老的传统中，佛教一直以来是影响最为深远且持久的建构主义传统，它也是最强调其心理学意义的。鉴于人们对具有正念特征的心理疗法兴趣渐浓，对于治疗师们而言，更好地理解这些疗法缘起的哲学基础是一种对文化负责的做法（Sagamura，Haruki，& Koshikawa，2007）。

这个章节讲述了正念及接纳疗法的佛教基础，并将其与当代夫妻与家庭疗法中的哲学假设相联系，探索其实践意涵中的相同及相异之处。最后，本章结尾的部分阐述了一套可用于夫妻和家庭治疗的支持正念取向疗法的原则。

佛教：心理学还是宗教

从技术上而言，佛教是无神论的，佛教徒并不认为佛陀是神，而是一个人：他生而为人，去世时也是人，并没有继续以某种隐形力量的形式来延续他的存在或影响人类的生活（Benson，Thurman，Gardner，& Goleman，1991；一行禅师，1998）。但是，他做了一件非凡的事情：他获得了证悟，或者说，证得了离苦的自由。他随后的教导，是关于如何重新感知并重新体验这个世界，从而减少个体对于苦的体验；所以，有些人或许会认为他是最初教导经典的家庭治疗重构技术的先驱之一。从他的时代开始，围绕着他的哲学和教导已经形成了一套宗教实践。但是，佛法教导的核心更像是心理学而非宗教。佛教心理学细致地阐述了苦、自我、意识的本质，以及如何减轻痛苦。佛教中主要的教义有四圣谛和八正道，在下文中将予以阐述，它勾画出了生活中的问题是如何发展以及如何加以解决的理论框架，可以说是最古老的心理治疗模型。

佛教心理学和家庭治疗理论

佛教与家庭治疗理论的关联简史

作为一种建构主义的方法，佛教心理学与家庭系统治疗的理论（控制论，在系统的背景中建构意义）以及社会建构主义（在关系中建构意义）具有很多共通的原则和假设，这一点让人感到惊讶。阿兰·沃茨（Alan Watts）是家庭治疗领域早期的一个人物，他鲜有人知却相当重要，他对这些理论的相似之处做过解析。沃茨曾是帕洛阿尔托（Palo Alto）心理研究中心（MRI）的顾问，当时的研究团队包括乔治·贝特森（Gregory Bateson）、杰·海利（Jay Haley）、唐·杰克森（Don Jackson）、理查德·菲什（Richard Fisch）、保罗·华兹拉维克（Paul Watzlawick）、弗吉尼亚·萨提亚（Virginia Satir）、约翰·维克兰德（John Weakland）等人，他们发展出了许多在家庭治疗领域极具影响力的理论。在他划时代的著作《东西方的心理治疗》（*Psychotherapy East and West*）这本书中，沃茨（1961）首开先河，在系统家庭治疗的前提假设与佛教之间建立起了关联，这两派的理论都认为感知者与感知对象不可分：感知者和感知对象之间具有内在的关联，彼此影响。沃茨鼓励家庭治疗的实践方式——个体被放到关系和社会乃至宇宙的背景之中，而不是独立存在着。而且，沃茨看到了家庭治疗的技巧与佛教传统的相似之处，比如佛教中的公案，透过悖论来识别并化解生命中的双重束缚。

但是，自从《东西方的心理治疗》一书之后，便很少再有专注于衔接东方哲学／心理学以及一般性的心理治疗／家庭治疗理论的作品了。除了心理研究中心（MRI）早期的工作之外，荣格（1927/1960；另见 Meckel & Moore，1992；Moacanin，1988）以及荣格学派的学者们也极为认真地研究并整合了佛教心理学中的概念，强调灵性的元素，比如实现证悟、超越小我的灵性自我的概念。荣格为首次翻译到西方的许多亚洲文本做了介绍和心理分析，包括《西藏大解脱之书》（也被译为《西藏生死书》）。更为近期的有心理动力学治疗师爱泼斯坦（Epstein，1995，1999），他在精神分析的语境里探索了佛教中"无我"的概念，而这是基于长久以来对于连贯自我的假设。从佛教的视角来看，精神分析是对虚假的、建构的自我或小我做分析——从而给予它一种更大的"现实性"和力量——而没有去追寻更为深刻的无我的真相，"无我"这个概念也可以被阐述为，深深地根植于社会及其互相关联性的自我感（一行禅师，1998）。

在家庭治疗中，以解决方案为导向的治疗师欧汉龙（O'Hanlon）和维纳戴维斯（Weiner-Davis，1989）鼓励治疗师在倾听来访者讲述自己的问题时，采用禅者的"初心"，因为这种不评判、正念觉知的状态更容易让治疗师看到新的可能性，帮助来访者创造性地、高效地处理那些看似无法解决的问题。与之相似的是，梅西（Macy，1991）也勾勒出了控制系统论与佛教之间的相似之处，两者都以建构主义的方式来理解事物之间的互为因果，以及现实与身份的互相依赖的本质。弗莱门斯（Flemons，1991）在其同一时期的作品中也点出了系统家庭治疗与道家理论的相似之处，道家是一个与佛教息息相关的哲学系统，包括采用了一种两者兼顾的视角，认出了现实的情境性的本质。几位后现代家庭治疗师也提到了这些哲学视角的相似性（Gehart，2004；Gehart & McCollum，2007；Lax，1996；Percy，2008；Rosenbaum & Dyckman，1996；Selekman，1997），特别是关于"无知"（not knowing）与"无我"的概念。

共同的基础：六条共有的建构主义原则

系统家庭治疗师和后现代家庭治疗师在发展各自的治疗方法的过程中，都汲取了佛教心理学的内容。就如格哈特（Gehart，2004）最初勾画的那样，有六条佛教心理学的原则与家庭治疗师特别相关，因为它们都建立在建构主义假设的基础上并继续拓展：空性、因缘（interdependence，也可译为"互相依存性"）、无常、无我、无知和慈悲。这些原则也是以正念和接纳为特点的家庭治疗的哲学基础。我选择以佛学的用语来探索这些"佛教的－系统的－后现代的"疗法，是因为它可以为治疗师提供一种新鲜的、全新的语言，从而可能会出现对这些工作的新的理解。

空性

> 观世音菩萨说一切现象皆是空性。这并不意味着什么都不存在。它的意思是，所有的现象都有一些空的"东西"。这个"东西"是固有的，或者客观存在的（Gyeltsen，2000，p.109）。

佛教徒称现实为"空性"（梵文，shunyata），认为个体、对象和体验都不存在独立的实质。就像系统治疗师和后现代治疗师一样（Gergen，1999；Watzlawick，1984），佛教徒认为现实是建构出来的，我们透过语言来建构自己的现实（Gudmunsen，1977）。但是，就好像治疗师的工作相当倚重口头的语言，佛教徒也是一样，他们带着怀疑的观点来看待语言，因为语言表达出来的是"更少的"真相。从佛教徒的角度来看，语言扭曲了活生生的体验，因为它们在"如其所是"上强加了社会语言学的分类，增加了一个过滤器。所以，佛教的修行"寻求的是将我们从语辞虚构的困境中解放出来"（Gudmunsen，p.123）；这个目标与许多建构主义者及建构主义治疗学派是相似的。在不用语言的情况下充满正念地体验"如其所是"，这是体验空性的主要途径。

因缘和合

> 知识的主体无法独立存在于知识的对象之外（一行禅师，1998，p.74）。

佛教心理学假定因缘（梵文，anicca）和缘起（梵文，pratityasamutpada）的本体论原则，它们与空性互补。假定没有因缘的空性会导致虚无主义，佛教徒也常常因为这一点而被不了解因缘与空性同在的教导的人们所指责（一行禅师，1998；Samagura & Fusako，2007）。佛教中关于因缘的原则认为，每一个现象都不是独立存在的，所有的事物都是相

互关联的："当我们看到……我们的身体、心和头脑升起于不断变化的
生命之网时，我们就体验到了空性，在那里，没有什么是分离的、不联
结的"（Kornfield，1993，p.51）。这段关于联结的话让人想起了贝特森
（Bateson，1979/2002）对于"头脑"*的定义：联结着所有活着的生命的
一系列复杂的反馈循环。贝特森在自己职业生涯后期（1991）将佛教中
关于坛城**的概念，即宇宙中的一张复杂而且彼此交织的网，等同于自
己的生态学（ecology）的概念。

现实被视为一张彼此交织的、复杂的、动态的关系网，持续不断地
在分子、生理、心理和社会的层面改变着。佛教徒用这个理念来解释一
切事物的"缘起"，比如客观的物体，如面包，它依赖于太阳、地球、水、
农夫的耕种、人的劳作、工厂的工具、制造烤箱的工程师、造盐工人、
磨坊工人、磨坊工人的家人、灌溉、钢铁工人、面包师，等等；或者抽象
的理念，如民主，它反映出的是根植于几千年的历史、哲学、政治和社
会的对话。一行禅师（1998）将这种动力称为"互相依存"，以表达所有
事物的存在之间不可避免的交织。这些理念与社会建构主义的理论相
似，他们强调个体的现实和身份与我们所存在的社会世界是不可分的
（Gergen，1991，1999）。但是，与贝特森相似的是，佛教概念的应用更
为广泛，不仅包括语言的建构，还包括物理现象的建构。这种内在的、
延展性的互相关联的观点对于聚焦于关系和联结的家庭治疗师的工作
尤其重要。

无我

我们就是我们所感知的。这就是无我的教导（一行禅师，
1998，p.126）。

---

* mind，佛学中一般把 mind 翻译为"心"，心理学中一般译为"头脑"。——译者注
** Mandala，也常有译者将其翻译为"曼陀罗"。——译者注

佛教和印度教最早的分别在于，佛教徒主张"并不存在一个可以被
称为恒常的'自我'的东西"（一行禅师，1998，p.123）。佛教徒认为"自
我"无非是意识流、感知和倾向性的转变；这个意识流并无实质，这就
是所谓的无我（梵文，Anatman）。这个教导就是将因缘和合的概念应用
于自我。基于因缘的原则，所谓的"我"被认为是一切事物以及所有其
他人的反映："当我们深深地去看无我时，我们看到，每一样事物之所
以可能存在，都是因为每一样其他事物的存在"（p.123）。我们拿过的
每一个物体，我们思考过的每一个念头，其中都蕴含着跨越时间和空间
的无限多的联结。比如说，这本书不仅涉及了写作、编辑、评阅、复制、
排版、装订、装箱、运输及销售等上千个人，还包含了东西方文化几千
年来的讨论和演进。

尽管佛教所说的自我建构更为激进，但是它与后现代主义对于自
我的描述很相像：多面向、反映着家庭和社会对于自我的建构、不存在
核心或者本质的自我（Gergen，1991；Percy，2008）。两者对于自我的描
述都具有这样的假设：个体的身份与他人及其所在的环境密不可分，这
个假设在所有的家庭治疗流派中都能觅见其踪影。佛教中有许多修行
法门来培养这份智慧，帮助修行者发展对于这份洞见的深刻认识，这对
于家庭疗法也有潜在的用处。

无常

让我们受苦的并不是无常，而是我们想要无常的事物永
恒不变（一行禅师，1998，p.123）。

佛教徒认为，当个体正念地观察内在与外在的过程时，会很快发
现，一切都在持续不断地流动之中——情绪、念头、关系和行为（一行
禅师，1998）。也许在首次尝试正念禅修时，最让人印象深刻的就是头
脑时刻地在一个念头和另一个念头之间跳跃，就像是暴风中之飞鸟。所

以，当个体执着于某个稳定的状态，比如恒定不变、永不终结的快乐时，个体就将不可避免地体验到苦，因为生命时刻都在变化着。系统和后现代的思考者也描述过，意义以及个体体验到的现实持续不断地在流动之中，依赖于个体的社会互动（deShazer，1988；Gergen，1999）。这两个思想学派都强调体验的流动性和意义，主张当我们"执着"于体验，或者将自己对于体验的描述有形化时，我们就倾向于体验到问题。

在治疗中，无常的概念特别重要，因为贴标签会导致人们对于症状（比如，抑郁、愤怒、关系的紧张）的感知恒常化，从而体验不到症状是在持续不断地流动着的；一旦为症状贴上标签，人们就很难注意到例外的情况。米兰治疗师将此描述为"语言的暴政"，并且因而小心地调整自己的语言，把此类效果最小化，经常用动词来描述来访者的行为（如，"做着"抑郁），而不是用形容词或者名词（比如，抑郁了，或者患有重度抑郁；Selvini Palazzoli，Cecchin，Prata，& Boscolo，1978）。焦点解决治疗师主张的一个概念与无常很相似，他们认为事物总在改变，如果个体对此保持开放，注意到事物的易变性，并运用这一点来把自己的注意力指向除了问题之外的例外情况，这能让他们更容易找到潜在的解决方案（deSazer，1988；O'Hanlon & Weiner-Davis，1989）。相似的，叙事治疗师假设，在所有充满问题的叙事中，都存在独一无二的结果，这也反映出一份对于无常的理解（White & Epston，1990）。

无知

在所有的事情之中，最重要的那件就是给未知留一些空间。我们试着去做那些我们认为会有帮助的事。但是我们不知道……当出现了一个大大的失望的时候，我们并不知道那是否就是故事的结尾。或许，那只是一场伟大的冒险的开始（Chödrön，1997，p.8）。

佛教徒与后现代治疗师都有"无知（not knowing）"这个概念（Anderson，1997；Anderson & Gehart，2007）。佛教徒广泛地应用无知，认为我们无法"知道"，因为生命是无常的，人们持续地进化着、改变着。因为无常让人们无法绝对地断定哪一种行动方式是最好的，佛教徒将来访者和治疗师都视为"非专家"，双方一起来探索各种可能性，不因"成功"而过度地喜悦，也不因"失败"而过分地沮丧。佛教的智慧鼓励人们温和地接纳喜悦和忧伤，眼泪和欢笑，胜利和失败。在控制论中也主张这个理念（Bateson's 1972，1991；Keeney，1983）：生命持续不断地在各个极端之间交织，当不了解某样事物的相反面时，我们无法完全了解它。在佛教的实践中，"无知"的智慧在人生的潮起潮落中为人们创造出一种宁静感，是佛教心理学中标志着"心理健康"和幸福感的生活态度。

慈悲

慈悲地聆听能带来疗愈。当某个人以这样的方式倾听我们时，我们立刻就感到释然了（一行禅师，1998，pp. 79-80）。

慈悲（梵文，Karuna）是佛教修行的核心，也是理解所有其他概念的关键。佛教的慈悲意味着由心出发去关心别人，并通过带着谦卑观照他人的苦来表达。慈悲的菩萨（一种高度进化了的存在）名为观音（Avalokiteshvara）。中文的观音是由"看见"和"听见"这两个字组成，意思是观音就在那里，充满慈悲地观照着个体受的苦，类似于天主教中的圣母玛利亚。慈悲也被翻译为 loving kindness（慈爱），强调慈悲的行为是一种从心发出的有意识的善意，而不是礼节性的行为。在东亚和西藏发现的大乘佛教中，培养慈悲心是核心的修行，遍及所有正念的修行，鼓励修行者培养慈悲心，带着爱"如其所是"地接纳。

在心理治疗领域，已经找到了两种形式的慈悲，这两者都与佛教并行不悖。第一种、也是最常见的一种慈悲的形式就是人本主义治疗师，如萨提亚、贝曼、戈伯、格莫瑞（1991）和罗杰斯（1961，1981），他们很明显地流露着温暖和关怀，与佛教中的菩萨相似。第二种形式的慈悲是勇猛的慈悲，来自于疯智（crazy wisdom）的教导，鼓励人们以一种无畏的慈悲投入到自己所害怕、甚至最为畏惧的事情中（Trungpa，1991）。系统及策略派家庭治疗师最为清楚地展示了这样的方法，他们并不把问题看成临床病理，而是人们在从事一种富有意义的、功能性的关系模式，以此来帮助家庭维持自稳态。所以，这些治疗师或许会带着尊重、幽默、无畏、顽皮甚至不敬来与症状互动，并且从来不会以某种方式将问题看得更为严重，或者暗示现实是不可改变的（Haley，1987；Watzlawick，Weakland，& Fisch，1974）。

比起家庭治疗师们，大乘佛教徒在教导慈悲心这个方面更为注意，然后才是对于建构主义的教导，他们将后者称为智慧的教导。首先教导新进比丘培养起对众生的慈悲心，然后再将建构主义的概念介绍给他们，比如无我和空性，以此来避免一种认知上的脱断，这种脱断可能会导致不那么人本的世界观。这种修行与治疗师的训练尤其相关。如果一个治疗师在智性上理解生命无常（或者是建构出来的），但是并没有很好地培养起对于来访者所受的苦的慈悲心，那么治疗师就很容易从逻辑上将来访者的苦认作其自我推动的幻象，只需要对这个认识加以修正，于是缺少了必要的同理心，从而无法很好地与来访者进行联结，以一种有帮助的方式与来访者互动。

苦：起源和对治

佛教提供给治疗师们的最宝贵的贡献，就是对于苦、苦的起源及其对治方法的简洁的描述。对于一个主要目的就是减轻痛苦的领域而言，精神卫生领域里关于这个主题的指导、反思和讨论少之又少（Gehart & McCollum，2007）。有时候，心理治疗领域会让大众怀抱着这样一个流行神话——或者说是希望——即当我们投入了足够多的治疗、金钱、自助、祈祷或爱时，我们就能避免苦。相反，佛教提出了一个更为适度、也更加现实的目标来改变我们与苦的关系，这对治疗师帮助他人把握这个关系具有深刻的意义。

苦的起源

四圣谛是佛教中最基本的教义，佛教徒用四圣谛来解释苦在这一生中是如何升起的，以及如何能最好地应对它。第一圣谛是苦的存在（梵文，Dukkha）。从佛教的角度来看，某些苦的形式早已蕴含在人类存在的条件之中：生病、改变、丧失和死亡。但是，其他形式的苦，事实上是生命中大部分的苦，都是通过人们想要某些事情以特定的方式发生而创造出来的。佛教鼓励人们"与它在一起"，而不是试图终止、逃避或者修复苦，既不逃离它，也不迷失于其中，而是带着好奇和慈悲，把自己向困难的经验打开。通过慈爱地进入到苦之中，个体就创造出了与苦之间的特有的新关系，于是就可以以不同的方式来体验这个情形，特别是可以减少恐慌。

正如在第二圣谛中所总结的那样，苦最为常见的来源，就是个体对于理念、物品、建构、特别是自我建构的执着（attachment）。在佛教的语境中，执着并不含有正面的内涵，这一点不像传统心理学文献中所讲的attachment*。相比之下，在佛教的文献中，执着有一种相对负面的内涵，指的是一种过度投资、过度认同，带着某种特定的理念或者欲望（一行禅师，1998），比如"执着"于这样一个理念：人们应该时时刻刻都很快乐，或者拥有"白色尖桩围栏"的成功故事。

执着的概念与控制论和后现代理论中关于"问题是透过语言而确定并维持"的断言有关（Bateson，1972，1999；Gergen，1999）。佛教强调，

---

* 在佛教文献中，attachment 通常被译为执着；而在心理学文献中，attachment 通常被译为依恋。——译者注

创造苦的并不是建构本身，而是个体对于某种特定的建构的执着。比如，并不是拥有"白色尖桩围栏"的故事本身，或者个体对于这个故事的特定解读造成了苦，而是个体对其执着的程度带来了问题：个体在某个特定的故事中投入得越深，他在与之相关的方面受苦就越多。顽固地想要白色围栏、两个孩子和一只狗的夫妻，与决心永远都不要过得那么无聊、刻板的夫妻，都是自己所创造的故事里的囚徒。佛教徒的视角给出了一种更为柔软也不那么艰辛的方法来面对这些常见的论述和问题，有时在叙事疗法中也会见到这些（Gehart & McCollum，2007；Monk & Gehart，2003）。从一个佛教徒的视角来看，人们的任务不过是通过好奇、幽默和洞察来放松执着，理解执着是我们所创造出来的苦的源头，而非事情本身；这就是第三圣谛。

最后的第四圣谛是说，对治苦的方法是八正道：正见、正思维、正语、正行、正命、正精进、正念、正定。其中的很多内容很容易在大部分的文化和传统中辨认出来。比如，拥有好的意图，使用善良的语言，选择对所有人有益的行为，投入到一种对社会有贡献的生活中，尽到自己最大的努力，这在各种文化中都是被频频提到的、通向美好生活的美德（Seligman，2002）。佛教的八正道最为独特的地方在于，它强调正念和注意力的集中，以此作为通向解脱苦恼的道路的核心。

转化苦：正念的体验

佛教徒并不依赖语言作为改变的媒介，而是聚焦在正念的体验上，以此来增加洞察并转化问题。正念包括不执着、专注地观照当下这一刻的内在和外在的现象。人们可以通过正念来探索纯粹的体验所带来的丰富性和潜力，在这些时刻，头脑没有忙于建构意义。也可以将正念理解为：尝试投入到纯粹的、非语言的、没有故事的体验中；通过放下语言的建构，新的空间和可能性被打开。这些时刻包括对身体、情绪、念头的觉知，与心理治疗相比，这些觉知要求人们更多对于"内在的"或

"身体的"了知，也许某些形式的体验性心理治疗实践也会涉及这些内容。佛教用来解构的方法既涉及体验的解构，也涉及语言的解构，这与西方后现代主义的形式是共通的。

正念培养的是不执着，它的意思并不是冰冷的、逻辑上的抽离。相反，正念的不执着是一种高度的投入，慈悲地观照体验，不对当下发生的事情作出好或坏的评判，而是"如其所是"地予以承认——至少是在当时那一刻。比如，当我们的伴侣没有如约打电话来时，对这个处境报以正念的不执着，意味着我们承认自己的愤怒、失望、难过和其他升起的感受，以及这些感受可能在身体的何处被表达了。个体在同一时刻既感受到这些情绪，又从一个（对自己或他人）不作评判的位置出发去观察这些感受。相比之下，当我们缺乏正念地体验着自己对于伴侣没有打电话来而作出的反应时，我们就会在几乎没有次级觉知的状态下变得愤怒、失望和难过。基本上，感受遍布在意识之中，其程度之强烈，以致我们对于当下发生的事情几乎没有觉察。所以，为了能正念地体验情绪，人们需要做一个有意识的决定，在驾驭着困难的情绪的同时，仍然对其保持充分地觉知；反之，不带正念地体验情绪，就只会被它们所裹挟，而不是有意识地做出选择。

当个体选择处于正念的状态时，最大的挑战就在于放松自己的执着，于是自己可以正念地去体验那些不那么尽如人意的情形。过往的人生经历和主流的社会文化提供了无数评估、比较和解读人生的方式；对大部分人而言，对体验的评判几乎是和体验同时发生的。比如，当大部分美国人体验到悲伤时，他们会自动地感觉到有些地方不对，需要修理，相比之下，不执着要求人们做到不将悲伤评判为好或者坏，而是去体验构成这个经验的所有生理的、情绪的、心理的和关系上的过程。

对治苦的方法

与后现代心理治疗相似的是，具有佛教特点的疗法对问题的处理是通过在个体与痛苦（或者问题）之间创造空间解决的。但是，佛教是通过体验来做到这一点的，而大部分的治疗师则是通过语言。佛教的过程与Anderson（1997）所说的"问题的溶解"最为相似，对"问题"的新的理解创造出了与"问题"的新关系。尽管这两种方法都是透过一种好奇、未知的姿态来让个体"放松"对于语言建构的执着，但是他们采用的方法不同。若是从佛教的角度出发，治疗师的注意力先充分地对当下"如其所是"地体验，并且对当下作最小量的解读，而传统的治疗方法则是回到过去寻找解释，到现在寻找更喜欢的建构，或到未来寻找解决方案。个体必须首先充分地体验问题，和问题在一起，才能"了解"它，从而使得个体能够臣服于与问题相关的焦虑。从这里出发，来访者或许会受到邀请，去探索他们受苦的原因，以及处理苦的方法。

正念取向的夫妻及家庭治疗原则

从佛教心理学中的正念和接纳的概念出发进行夫妻及家庭治疗，使得治疗师们可以了解几个独特的原则，来强化并拓展他们现有的治疗方法：

- 培养对自己和他人的慈悲心
- 好奇地观照体验
- 和善地管理头脑
- 寻求洞察和智慧
- 接纳当下，以之为师
- 深深地倾听自我和他人
- 承诺在语言、行为和意图上的非暴力
- 正念地觉知无意识的互动模式
- 在无尽的关系之流中优雅前行

对自己和他人培养慈悲心

从佛教徒的视角来看，慈悲并不是一个随机分配的个性特质，而是通过有意识地练习培养出来的习惯（一行禅师，1997）。慈悲冥想帮助人们培养出对自己、对所爱的人，甚至还有对陌生人的慈悲。它可归结为简单而清晰的善愿，比如：

> 愿我快乐、健康、平安，愿我的心平静。
>
> 愿你快乐、健康、平安，愿你的心平静。
>
> 愿每个人快乐、健康、平安，愿每个人的心平静。（详见

第八章）

正如高特曼（Gottman，1999）等人所写的那样，通常前来寻求治疗的痛苦的夫妇已经养成了痛苦的模式：活在防御、批评、孤立和蔑视之中，于是有些夫妻连这些基本的正面意愿都很难真实地表达出来。治疗的一个主要目标，就是不仅要恢复夫妻各自对自己以及伴侣的慈悲心，还要帮助他们发展出习惯和练习，来维持并深化他们对自己和对彼此的慈悲心。

佛教徒修习的慈悲心并不是一种普通的慈悲，而是一种深深根植于智慧之中的慈悲，特别是一种灵性视角下的对人类制约的理解。就如四圣谛中所勾勒出来的那样，佛教徒认识到苦是生命中固有的，如果不能理解"现实是建构出来的"这一本质，个体就必然会创造出许多没有必要的苦。就其核心，佛教徒的慈悲来源于一种庄严的认识——作为一个人是多么地困难。治疗师不仅可以把慈悲运用于他们和来访者的关系中，还可以将佛教徒对于慈悲的理解用于帮助夫妻和家庭学习如何更好地爱彼此。

好奇地观照体验

除了慈悲心之外，"以正念为内容的治疗"的第二个要点是，学习带着好奇观照体验。通过培养一种正念的方法来对问题和困难的情绪开展工作，治疗师和来访者都能从中获益。当治疗师能够为来访者做出榜样，示范如何带着好奇、慈悲和无畏正念地处理问题时，治疗师正在传递着一个微妙且深刻的信息。通过在探索痛苦的主题时保持自身的轻松自在，治疗师帮助来访者看得更深，并且开始对自己的体验发出疑问：问题倾向于怎么产生？我做的事情让它变得更好了还是更糟了？它还在以什么其他的方式影响着我的生活和关系？

治疗师可以运用这些正念冥想的练习以及无数其他以正念为基础的干预方式，来帮助来访者培养能力——最终成为习惯——带着好奇和慈悲观照内在体验和关系的互动。个体越能够观照自己的困难的内在体验，他们就越有可能做出有效的回应，并且把自己的体验转化为一种更为理想的结果。正念的习惯或特质与"对关系更有满意感"以及"更好地回应关系上的压力"呈正相关（Barnes，Brown，Krusemark，Campbell，& Rogge，2007）。正念的技巧能随时用于帮助夫妻和家庭更有效地应对出现的冲突，找到更好的方法来解决他们的问题。

和善地管理头脑

尽管对这一点表述得并不总是很直接、很清楚，但是关于正念的研究和治疗，最为清晰的一条信息就是——人类有责任也有能力管理好自己的头脑，或者说自我调节。在大多数情况下，运用正念来提升自我调节主要集中在处理个体内在认同的问题，比如抑郁、焦虑或身体上的疼痛上（详见第三章中进一步的讨论）。可以说，自我调节的能力对于改善夫妻和家庭的关系更为重要，夫妻和家庭的关系涉及多个层面的动力。如果夫妻或家庭中哪怕一方能改善自我调节的能力，就可能减少关系中冲突的频率，并减轻其严重性。

总体而言，很少有夫妻及家庭治疗的方法倡导提升个体的自我调节能力，而是将重点放在帮助夫妻和家庭改变他们的行为互动模式上。当然，在某个层面而言，改变行为模式也需要一定程度的自我调节。正念的方法为治疗师提供了更为直接和有效的方式，来帮助夫妻和家庭改善他们自我调节念头和情绪的能力，从而改善他们的关系。

寻求智慧和洞察

尽管大部分的夫妻和家庭治疗都是根植于现实的建构主义假设，但是很少有人直接教导来访者这一世界观。相比之下，很多正念的方法主张教导来访者苦是如何被创造出来的，鼓励他们培养对现实本质更深的洞察和智慧（Hayes，Strosahl，& Wilson，1999；Segal，Williams，& Teasdale，2002）。比如，在 ACT（接纳与承诺疗法）和 MBCT（正念认知疗法）中，治疗师帮助来访者看到他们的念头或情绪并非"事实"或"真正的现实"，而只是暂时的体验，它们或许是、也或许不是有帮助的、准确的。而且，这些方法及其他相关的方法帮助来访者看到，他们是如何建构意义并对情境做出回应的，就好像那些意义是绝对真相一样。培养个体与自己的念头建立试探性的关系，使得个体能够批判性地检视它们的有用性和准确性，也为个体提供了更多的机会，选择对某个情境最为有益的解读方式。因此，以正念为内容的治疗设定的一个长期目标，就是提升来访者对于人的头脑和人的体验的洞察。

除了在更为传统的意义上寻求智慧之外，许多佛教的学派也倡导修习"疯智"（crazy wisdom），运用意料之外的、非传统的方法来放下没有帮助的执着（丘扬创巴，1991）。疯智运用相反面和逻辑来断除困住我们的、由我们的执着和世界观而形成的假设。系统家庭治疗师们，如 Haley(1987)、Keeney（1983，1996）、Watzlawick（1984）都是以在治疗中运用疯智闻名，他们运用悖论、低人一等的地位以及幽默来"扰乱"系统并促进改变,比如建议夫妻在下一次争吵时把家里的客厅设置成法庭。

在涉及正念的治疗中,疯智至关重要,它能帮助治疗师和来访者不把正念、接纳以及其他的佛法原则看得太过严肃,创造出更进一步的执着,进而导致痛苦。实践疯智需要我们不仅认真地对待正念的教导,还要意识到它们是"空性"的,它们只是用来修行的工具,而不是吸引我们注意力的真理。所以,我相信,在以正念为内容的的疗法中,顽皮和轻盈应该是其核心,哪怕这两者并没有无时不刻地在治疗中得以体现(因为有的时候那样做是不合适的)。但是,能够学着笑对生命的起起伏伏,这对灵魂是很有疗愈作用的,也能够帮助来访者放松到"如其所是"之中,与生命更轻盈的那一面建立联结。

觉察无意识的互动模式

在所有的夫妻或家庭疗法里面,帮助人们更多地觉察到自己的互动模式是一个核心的元素。在使用以正念为内容的方法时,它的意思就是帮助夫妻和家庭更多地觉察到自己无意识的 * 互动模式。无意识(mindless)这个词强调的是,如果一个人能够做到正念——带着慈悲如其所是地接纳,不评判自己和别人——那么这个人就不太可能创造出冲突的、痛苦的关系。当然,人们很容易就会认为,如果自己能在争吵中比自己的伴侣更冷静,那么你就会被自动归为更正念的那一方,也更容易居于道德上的高地,但是,这并不是我所说的关系中的正念。相反,具有正念的迹象是:富有慈悲心,既理解自己的立场也理解对方的立场,并且能够朝着积极的结果这个方向前进,而不是破坏性的方向。

治疗师有一个任务,就是要帮助来访者们觉察到自己的模式,并鼓励他们把正念的技巧应用到具有挑战性的人际关系情境中去。对很多

---

* 此处原文为 mindless,也可译为非正念的。——译者注

人而言，正念地建立关系是他们生活中最难成功运用正念的领域。尽管有些无意识的互动模式相对无害——比如，一家人匆匆忙忙出门上学的惯例，但是还有一些会很有破坏性：比如为"小事"争吵，或者避免谈论令人感到痛苦的话题。治疗过程可以对传统正念练习进行拓展，从聚焦于内在的过程拓展到聚焦于"如何建立关系"，在普通的或困难的情境中进行互动。就像所有以正念为基础的练习一样，其挑战在于：如何在不加评判或指责的情况下提升个体的觉察。

接纳当下，以之为师

有一个正念的教导与夫妻和家庭治疗特别相关：当下就是完美的老师（Chödrön，1997）：

> 诸如失望、尴尬、恼怒、憎恨、愤怒、嫉妒和恐惧这样的感受，它们并不是坏消息，而恰恰是清楚地告诉我们，我们正在哪里退缩。它们教导我们，当我们感觉要崩溃、逃走的时候，更要昂首挺胸地靠近这些感受。它们就像是信使，带着令人生畏的清晰，明明白白地向我们指出，我们卡在了哪里（p.12）。

亲密关系和家庭关系也许是我们最有效率也最不知疲倦的老师，它告诉我们卡在了哪里，哪里需要成长：与伴侣、父母和孩子的关系往往充满迷思，能时刻提醒我们自己的局限性。当治疗师们可以开始帮助来访者把自己与亲密他人的冲突和紧张视为成长与学习的机会——或者哪怕只是潜在的成长与学习的机会——这都能帮助来访者以一种更为主动和高效的方法来面对这些议题。

治疗师们面对的一个最大的挣扎，就是如何帮助夫妻和家庭用一种有帮助的态度来面对自己所处的情况。大部分人在前来寻求帮助时，都已经有很长一段时间深陷于痛苦的冲突中了，他们对此感到无望。治疗师通过鼓励他们打开好奇心来软化他们的立场——好奇为什么他们会有这样一种特定的挣扎，或者对自己的伴侣或家人为什么有这样的反应：这份紧张反映出了他的敏感性在哪里，或者有哪些潜在的成长领域？通过把温和的好奇带到"这一刻正在教我什么"，这可以帮助来访者更高效地处理关系上的困难。

深深地倾听自我和他人

正念练习帮助人们学习更仔细地与自己同频，当我们把它运用到关系中去的时候，同样的技能也可以用于深深地倾听伴侣、朋友和家人。深深地倾听他人涉及的技能和深深地倾听自己是一样的：内在的对话安静下来、暂悬评判、慈悲地对待任何升起的事物（一行禅师，1997）。对很多人而言，学习深深地倾听也许是治疗过程中最重要的一个部分。

治疗师主要通过在咨询过程中示范如何深入地倾听来教会来访者。我经常听到伴侣们或父母们惊讶地说，在进行咨询之前，他们从来没有听到自己的孩子或伴侣说过这样或那样的话。有些情况是，当家里有人说话时，其他人并没有真的仔细聆听；还有一些情况是，人们从来不分享自己的感受和想法，因为感觉不够安全。不论是哪一种情况，只要通过帮助夫妻和家庭慢下来，足够慢而且足够安全，人们就可以彼此交谈和倾听。在很多情况下，随着更深入地倾听，解决方案几乎立刻就出现了。

承诺于语言和行为的非暴力

就像佛教徒遵循八正道以减少苦一样，承诺于非暴力的语言和行为也是与正念练习紧密相关的（一行禅师，1997）。不应该把佛教徒对于非暴力的承诺混同于完美主义的愿望——希冀一种毫无冲突的关系。形成强烈对比的是，佛教徒的做法并不是回避冲突，也不是在自己的立场上摇摆不定，而是承诺向所有人说出真相。高特曼（Gottman，1999）的研究就支持努力寻求高品质的沟通，尽管他在这个领域的研究主要聚焦于"女性较难容忍伴侣不敬的言辞，以及用好听的开头带出一个困难的话题"。基于通过正念练习培养的自我调节能力，用正念为基础的方法来承诺于非暴力言语和行为，这成为了正念练习者自我选择的行为准则。

用正念的方法和夫妻与家庭一起工作的治疗师，可以帮助他们的来访者用语言清晰地表达，并且承诺于一种界定清晰的行为准则，这可以帮助他们减少暴力的言语和行为。出于各种各样的原因，很多夫妻对于在关系中的暴力表达的标准相对较低，他们经常用媒体上看到的沟通方式来参照彼此之间不好的互动："没有哪对夫妻不吵架"；"他/她累了/喝酒了"；"至少他不打我"；或者"至少我们不像 X 那么糟糕"。很多夫妻和家庭没有体验过如何不含敌意地、充满尊重地表达意见的不一致。

几十年来，治疗师一直在帮助夫妻和家庭以更为充满敬意的方式沟通，但主要都是从教育的角度出发来做的：治疗专家会教来访者如何更充满敬意地沟通。正念的方法提供了一种不一样的做法：鼓励来访者对自己做出一个庄严的承诺，原则上避免在关系中使用暴力，知道暴力会对每一方都产生伤害：不论是房间里的人还是房间之外的人。发展出一种对于交互存在（interbeing）的理解——我们是如何与所有人联系在一起的，我们的行为会如何影响到此时此刻不在这个房间里的人——这对于承诺非暴力是一种非常强大的力量。所以，这样的来访者就具有了内在动力，会用尽全力创造非暴力的关系。治疗师可以和来访者一起工作，发展出对于非暴力行为的承诺，帮助他们找到一些方法，可以有效地说出真相，直面困难的议题，同时尊重自己和他人。

关系中的宁静

我的同事 McCollum 和我在别的地方描述过以正念为内容的关系疗法的目标(Gehart & McCollum, 2007)，即创造更大的宁静(equanimity)：能够优雅地随着关系的起伏而动。就如正念练习中所强调的那样，生命中很多的事情都需要"如其所是"地接纳。运用到关系中，就是愿意接纳关系中的起起伏伏，因为我们自己和伴侣都在不断地成长和改变。尽管将关系视为稳定的实体很常见，也有一部分是准确的，但是也许更为准确也更有帮助的做法是，把它们看成是不断进化中的过程。

专家的职责是帮助人们改变。治疗师必须小心地平衡这两者，一是帮助来访者如其所是地接纳，二是要尊重他们改变的愿望。从佛教徒的角度来看，所有的改变都始于如其所是地接纳。在有些情况中，如其所是地接纳自然就会带来改变。比如，帮助父母接受自己的孩子不如他们所相信的／所希望的那么聪明或那么有运动能力，能够显著地转变亲子关系，而且常常有助于改善孩子们的表现，因为他们从父母那里体验到了一种全新的接纳和支持。还有一些情况是，接纳孩子的困难，比如自闭，也许改变不了孩子的处境，但是能改变亲子之间的动力。在这两种情况中，当我们从一种正念的视角出发工作，有没有发生巨大的改变就都是次要的了。主要的目标是帮助来访者带着更大的宁静与智慧来面对生命中的困境。

作为一个专业人士，这是把正念的视角整合到我的工作中去的最重大的转变。以前，对来访者的目标设定更为传统、绝对：你想要有什么样的不同，然后帮助他们实现这些结果。事实上，我非常擅长这种传统的过程。然而，尽管我仍然追求这些目标，但我不会认为自己完成了工作，除非我的来访者获得了更大程度的宁静(这是长期目标)，于是他们更有可能成功地应对未来的挣扎。Gottman (1999)对夫妻们做的研究也支持这个结果：夫妻争吵的问题中有69%都是"无止尽的问题"，来源于相对无法改变的个性差异；成功的夫妻学会了如何带着宁静来管理这些问题。

当我们帮助来访者处理关系问题时，发展宁静会特别有挑战性。比起接受我们的伴侣、孩子、父母以及伴侣的家人，我们大部分人对自己的生活变迁和改变有着更高的接受度。当我们改变了，那是"自然的"成长；当其他人改变了（或者拒绝以我们想要的方式改变），那是一种丧失、负担，甚至更糟糕，是一种背叛。无论如何，我们大部分人在关系中经历的起伏比独自一人时更多。出于这个原因，帮助来访者培养出一种更强大的能力和倾向，带着宁静来回应关系中的起起伏伏，这在他们生命中的各个方面都会带来好处。通过这种方式，治疗师们可以帮助人们化解心中的迷思——认为人们有可能长期过上没有痛苦和没有问题的生活，并以一种更为谦卑也更为自由的洞见来取代这种迷思——拥抱整个复杂多变的生命，生命中既有好也有坏，既有生也有死，既有喜悦也有悲伤。最终的目标就是要转变我们与生命本身的关系，从挣扎变为愿意踏上征程。

从哲学到实践

佛教心理学邀请夫妻和家庭治疗师重新展望他们的工作，把它视为一种帮助来访者更高效地与生活中的痛苦相处的方法，而不是逃离痛苦或减少痛苦。治疗的过程于是就变成了学习如何更善巧地拥抱生命中无法避免的痛苦，并且减少很多自己造作出来的受苦形式。更合适的说法是，目标不再是寻求没有问题地活着，而是学习如何在生命中创造喜悦和快乐，而不是向外寻求。最后，对夫妻和家庭治疗师而言最重要的是，佛学提供了一种新的方法，因为对痛苦本质的理解而产生的对自我和他人的慈悲，可以帮助来访者以一种全新的、意料之外的方式深化他们的爱。

| 第三章 |

正念研究的基础

人们对正念的兴趣的快速增加在很大程度上与快速增长的研究基础有关，这些研究不仅包括临床效果的研究，也包括正念练习带来的神经方面的影响。在十年内，这种跨学科、多面向的证据基础快速地将正念练习主流化，将冥想从一个边缘的心理卫生活动变为了一个很受尊敬的治疗选择。尽管具体的、手册化的、以正念为基础的夫妻和家庭治疗的研究数量有限，但是现有的正念及其疗效的研究已经提供了足够多的支持，可以使以正念为基础的疗法被视为一种新兴的以实证为基础的实践（Patterson，Miller，Carnes，& Wilson，2004）。

正念的研究基础包括正念在以下领域的效果：

● 身体健康

● 成人心理健康

● 夫妻：痛苦的和不痛苦的

● 儿童、青少年和家庭

● 大脑

正念与身体健康

正念与医学障碍

乔·卡巴金（Jon Kabat-Zinn）在一个医疗机构中开始研究正念减压疗法（MBSR），他们工作的对象是由医生转介来的患有严重的或慢性疾病的病人，医生们认为这些病人的病因与压力有关。在过去的30年间，人们发现正念有改善一系列身体状况的治疗效果（Baer，2003；Shapiro & Carlson，2009），包括：

- 慢性疼痛
- 癌症：心理的、生物的以及睡眠的结果
- 心血管病变
- 癫痫
- HIV/艾滋病
- 银屑病（牛皮癣）
- 风湿性关节炎
- 纤维性肌痛
- 器官移植
- Ⅱ型糖尿病
- 多发性硬化症
- 睡眠紊乱
- 多种医学诊断

当然，被研究得最为广泛的是：慢性疼痛、正念减压疗法最初的目标人群，以及癌症（Shapiro & Carlson，2009）。身体健康领域的大部分研究都聚焦于与精神健康领域相类似的结果，如与疾病有关的应激水平、焦虑和抑郁。少部分研究直接使用正念来影响疾病的进程和病

理；这些例外包括慢性疼痛、牛皮癣、癫痫和癌症。在一个元分析研究
中，用于身体疾病的正念具有相对较大且一致的效果量，这说明正念
也许有助于应对残疾和严重的疾病带来的痛苦（Grossman，Niemann，
Schmidt，& Walach，2004）。

夫妻和家庭对慢性疾病的适应

有一些研究已经考察了正念在帮助夫妻和患有慢性病或严重医学
疾病的照料者方面的效果。在第一个关于正念减压疗法对夫妻的影响
的研究中，Birnie、Garland 和 Carlson（2010a）发现，在引入正念减压
训练之后，癌症病人和他们的伴侣在情绪、正念和压力方面有所改善。
Minor、Carlson、Mackenzie、Zernicke 和 Jones（2006）也发现了类似
的结果，他们发现对于照顾患有慢性疾病的孩子的父母，正念减压疗法
能减轻他们的压力。这些研究对于需要长期照顾病人或应对慢性疾病
的夫妻和家庭而言都很有鼓舞性。

对健康成人身体健康的影响

有一些研究考虑了正念对于健康的成年人心理上的影响（Shapiro
& Carlson，2009）。总体而言，这些研究发现了以下结果：

- **增加褪黑激素**。与控制睡眠循环有关。
- **提升副交感神经的心血管活动**。与放松反应有关。
- **改善心率的变异性**。与放松反应有关。
- **改善肺部的气体交换**。与更高效的氧气摄取和毒性气体释放有关。
- **改善免疫功能**。与抵抗病原体的能力有关。
- **降低血压**。降低收缩压（Chiesa & Serretti，2010）。

正念与成人的心理健康

用以正念为基础的或者与正念相关的方法来治疗心理健康问题已经很快成为了一种标准，经常被用来治疗中度至重度的心理健康障碍。正念已经被广泛应用于治疗成年人的心理健康问题，包括：

- **抑郁症和抑郁症的复发**。正念认知疗法（MBCT，Ma & Teasdale，2004；Segal，Williams，& Teasdale，2002）最初的设计就是用来治疗抑郁症并预防抑郁症的复发，有越来越多的实证研究支持其效果。

- **双相障碍**。正念认知疗法（MBCT）和辩证行为疗法（DBT）都已经得到了调整，用来治疗双相障碍（Weber 等人，2010）。

- **焦虑和惊恐**。接纳与承诺疗法（ACT）、正念认知疗法（MBCT）、正念减压疗法（MBSR）以及一般性的正念干预都被成功地用于治疗焦虑和惊恐（Greeson & Brantley，2009）。

- **物质滥用和成瘾**。正念复发预防在正念认知疗法之后形成了自己的固有模式，正在被人们所接受，用于学习如何管理与成瘾有关的心理饥渴（Witkiewitz，Marlatt，& Walker，2005）。

- **饮食障碍**。正念减压疗法的课程大纲已经得到了调整，可用于治疗与自我调节有关的暴食、肥胖、厌食症和贪食症（Kristeller，Baer，& Quillian-Wolever，2006；Kristeller & Wolever，2011；Wolever & Best，2009）。

- **边缘型人格障碍**。辩证行为疗法是一种受到广泛研究的、用于治疗边缘型人格障碍的方法，它整合了对情绪的正念觉知。

- **注意缺陷 / 多动障碍（ADHD）**。正念已经被用于帮助被诊断患有与自我调节和自我指导有关的注意力缺陷与多动障碍的成年人（Philipsen 等人，2007；Smalley 等人，2009；Zylowska，Smalley，

& Schwartz，2009）。

- **心理创伤和创伤后应激障碍**。人们也探索了如何用正念来治疗创伤，包括体验的回避和其他创伤症状的特点（Follette & Vijay，2009）。
- **性虐待**。正念减压疗法最近也被调整用于治疗在童年时期受到过虐待的成年人（Kimbrough，Magyari，Langenberg，Chesney，& Berman，2010）。
- **精神病**。正念也被用于帮助病人提升对精神性症状的非反应性的接纳，以及降低躯体的破碎感（Pinto，2009）。

正念的应用之广泛与其日益扩大的研究一样令人印象深刻，这说明正念是一种很有前景的干预方式，能够广泛地用于各种精神卫生问题。比如，在一个对以正念为基础的干预方法所做的元分析中，研究者发现了稳定且较大的效果量（0.97和0.95），该研究的被试是患有抑郁或焦虑的来访者（Hofmann，Sawyer，Witt，& Oh，2010）。而且，在 Carmody 和 Baer（2008）对正念减压疗法的研究中，他们发现正念的练习时间与临床进展有正相关，这说明正念的练习导致更多的觉知，从而导致了症状的减轻以及幸福感的增强。此外，近期关于正念减压疗法的研究说明，群体动力能够解释大约7%的结果变量，这强调了在这些方法中，正向的群体动力滋养的重要性（Imel，Baldwin，Bonus，& MacCoon，2008）。

多样化人群的正念

大部分的正念研究都是基于被诊断为患有特定障碍的人群，这些人群要么是心理障碍，要么是身体障碍，而对于其他多样化的变量研究数量有限。值得注意的一个例外是年龄：有几个研究探索了正念在儿童、青少年和老年人群中的应用（Semple，Lee，& Miller，2006）。大部分正念研究的参与者都是接受过教育、处于中上层阶级的白种人。但是，也有一些正念减压疗法的研究对象是内陆城市、少数群体的青年人以及成年人（Liehr & Diaz，2010；Roth & Calle-Mesa，2006）。针对这个人群的调整包括：出于创伤史的原因，不那么强调聚焦于身体的冥想；因为教育程度的原因，讲义和书面的家庭作业都更少；因为后勤的原因，没有加入一整天的闭关。除此之外，六年级的课程不再是聚焦于人际沟通，而是替换为愤怒管理；七年级则聚焦于慈爱冥想。不仅如此，课程结束时还颁发了证书，这对很多课程参与者的人格发展有重要的意义。对于多样化人群的正念研究还有待更多的发展，从而能够找到对他们而言最佳的实践方式。

改变的机制

鉴于对正念干预方法有响应的障碍如此之多，研究者们也开始尝试找出改变发生的机制：在如此广泛的身体及情绪问题上，正念都能促进改变的发生，它到底做了什么（Baer，2003）？研究者发现以下因素在以正念为基础的疗法或者与正念相关的疗法的改变过程中起着非常重要的作用：

- **特质性正念**。经常练习正念的人报告有更多的特质性正念（Baer，2006）。

- **情绪调节**。通过允许人们正念地体验负面情绪来提升情绪调节能力，从而使人们能够选择合适的行为作为回应（Gratz & Tull，2010）。

- **自我慈悲**。正念练习也能提升人们的自我慈悲，这与个体整体的幸福感和心理健康都是相关的（Baer，2010）。

- **思考不再是关系的中心**。正念练习帮助来访者"不再将思考作为他们关系的中心"，意思是念头被视为短暂的现象，无法反映出它们自身或其他事物的基本实相（Sauer & Baer，2010）。

- **心理上的灵活性**。主要适用于接纳与承诺疗法的情境，练习正念技能的个体的心理上的灵活性更高，包括更愿意体验不愉快的、或者不想要的内在刺激，如念头、情绪或身体感受（Ciarrochi, Bilich, & Godsell, 2010）。

- **价值观**。许多与正念有关的方法包括识别出个体的价值观，对于他们所做的选择有没有更多地支持到自己的价值观有更多的觉知（Wilson, Sandoz, Flynn, Slater, & DuFrene, 2010）。

- **灵性**。尽管以正念为基础的练习被有意识地与他们的灵性源头区分开，但即便如此，它似乎还有助于人们与他们的灵性感受联结，这也与心理功能的改善有关（Kristeller, 2010）。

- **工作记忆**。正念练习似乎能改善工作记忆的容量，反过来也增加了个体调节负面感受的能力（Jha, Stanley, & Baime, 2010）。

- **神经改变**。神经学的研究也表明，正念对大脑及其结构具有可测量的影响（Treadway & Lazar, 2010）。

夫妻可以使用的正念

无数的夫妻治疗师已经开始探索正念和与佛教相关的原则的潜力，来帮助处在痛苦之中的和没有痛苦的夫妻（Carson, Carson, Gil, & Baucom, 2004；Christensen, Sevier, Simpson, & Gattis, 2004；Gale, 2009；Gehart, 2004；Gehart & Coffey, 2004；Gehart & McCollum, 2007；Gehart & Pare, 2009；McCollum & Gehart, 2010；Peterson, Eifert, Feingold, & Davidson, 2009；Ting-Toomey, 2009）。与其他成年人心理健康问题的治疗方法相比，两者最明显的区别在于，这些以正念为基础的方法：（1）使用以慈爱和慈悲为基础的练习，（2）强调接纳。此外，研究者们也开始检视正念与成人依恋风格的关系所带来的临床意义（Shaver, Lavy, Saron, & Mikulincer, 2007；Walsh, Balint,

Smolira，Fredricksen，& Madsen，2009）。

慈爱冥想

　　慈爱冥想来源于后期的大乘佛教和金刚乘佛教（藏传）传统，他们强调菩提心的理念，既出于慈悲，为了他人推迟自己的证悟。慈悲心作为他们主要的动力（如果不是唯一的），菩萨选择接受重新投生（以及随之而来的苦），于是可以帮助所有的众生实现证悟，这与基督教传统中的耶稣基督有几个平行之处。慈爱冥想使得修习者对他人发展出像菩萨对众生一般的慈悲：其他人，活着的生物、灵性的存在，以及最为困难的对象——自己。

　　慈爱冥想通常包括向各种人发送美好的祝愿（"愿所有人不再痛苦、愿所有人平安、幸福、安好……"；一行禅师，1997）。或者，它可能涉及把他人的痛苦吸进来，把疗愈和祝福呼出去，它是基于这样一个理念：修习者（追随着菩萨的带领）把负能量转化为正能量，这与类似的减压行为练习截然相反，在减压练习中，修习者吸入正能量，呼出负能量。对慈爱冥想的研究指出，随着时间的过去，修习者体验到正面情绪逐日提升，同时提升的还有正念感、生命的意义感、社会支持，以及总体上的身体健康（Fredrickson，Cohn，Coffey，Pek，& Finkel，2008）。慈爱冥想对于有痛苦的夫妻和没有痛苦的夫妻都有很大的意义，能够帮助他们发展出对彼此更大的慈悲和善意。

　　受到许多以正念为基础的夫妻工作方法的鼓舞（Carson 等人，2004；Gale，2009；Gehart & McCollum，2007），慈爱冥想是正念关系强化（MBRE）中的核心特征之一。MBRE 是唯一一种经过随机测试研究、以正念为基础的夫妻疗法（Carson 等人，2004；Carson，Carson，Gil，& Baucom，2006，2007），MBRE 直接模仿了正念减压治疗的团体形式，包括8次每周2.5小时的会面和周末一整天（7小时）的闭关，总共8个星期。与其他夫妻强化课程相似，如婚前关系强化课程或明尼苏达夫妻沟通课程，MBRE 的设计旨在强化相对快乐和满意的关系，而非治疗痛苦中的夫妻，其假设是，比起修复破损的夫妻关系，提前预防婚姻中的一些问题会容易得多 (Halford，Markman，Kline，& Stanley，2002)。MBRE 与其他现有的夫妻关系强化课程的区别在于，除了沟通和亲密之外，它还强调了压力应对技能。

与正念减压疗法相比，正念关系强化在强化夫妻亲密感方面有以下几个特点：

- 强调慈爱和慈悲冥想
- 正念沟通技巧
- 伴侣版的瑜伽练习
- 正念的触摸 (后背按摩练习)
- 目光对视练习
- 用正念的专注来分享愉快和不愉快的活动

Carson 等人 (2006) 认为正念可能在以下四个具体的方面是对夫妻有益的：

1. 把非评判性的觉察带到个人的体验当中，这能产生适用于人际关系的洞察。
2. 正念的练习包括如其所是地接纳自己，这会促进对他人的接纳。
3. 正念包括放松和减少压力状态，尽管这并不是正念的主要目标，但它能让人更冷静地处理关系中的困难。
4. 许多正念的练习者报告说有一种更加扩展的自我感，这会转化为一种更大的信任感、对他人的爱，以及与更大的整体的联结感。

Carson 等人在2007年时，对他们2004年收集的数据进行了分析，发现共同参与自我扩展的活动是导致人们在正念关系强化中获得正向结果的主要变量，比接纳和放松带来的改变更多。尽管这些都是初步的发现，但是这说明，治疗师或许会想要强调夫妻共同参与的互动，比如以正念为基础的瑜伽和冥想，它们新颖而且对人有唤起作用，与婚姻满意度呈正相关。

以接纳为基础的夫妻疗法

有两种行为方法强调，在与痛苦的夫妻工作时，要促进接纳：整合夫妻行为疗法（Christensen & Jacobson，2000；Christenen 等人，2004）以及接纳与承诺夫妻疗法（Harris，2009；Peterson 等人，2009）。这两种疗法都将接纳整合到了夫妻的行为疗法中，接纳与承诺疗法也包括以正念为基础的原则。安德鲁·克里斯滕森（Andrew Christensen）在他和雅各布森（Jacobson）的夫妻行为疗法中增加并强调了接纳伴侣的行为，希望借此可以增加这个疗法的长期效果，结果的确如其所愿，并最终形成了整合式的夫妻行为疗法，这是经过研究的夫妻疗法中效果最好的。近期的研究（South，Doss，& Christensen，2010）发现，接纳与关系满意度不同，接纳调节着伴侣的行为与自己的关系的满意度，以及与自己的行为之间的联系。因为在对"没有痛苦的夫妻参加的正念关系强化疗法"（MBRE）中，研究者没有识别出"接纳"这个元素，所以很有可能接纳对于有痛苦的夫妻而言是一个更为严重的问题。

接纳与承诺疗法的实践者们近期开始将这种疗法加以调整，用于夫妻治疗（Harris，2009；Peterson 等人，2009）。在接纳与承诺疗法的众多益处中，它帮助来访者们做到了以下几点：(1)减少了对于痛苦的念头和情绪的回避，(2)变得不那么执着，不那么认同自己的念头（念头解离），(3)提升了他们对于自己重要的人生方向的承诺。所有这些都有助于改善痛苦的夫妻关系，这些夫妻经常逃避痛苦的问题并且坚信自己对于伴侣的负面刻板印象。有一个初步的个案研究（Peterson 等人，2009），研究了两对夫妻，表明接纳与承诺疗法或许是一种有用的方法，能帮助夫妻提升婚姻满意度、彼此适应，也能减轻人际的以及心理上的痛苦。

在接纳与承诺疗法（ACT）中对接纳的应用与整合式夫妻行为治疗（IBCT）中的不同（Peterson 等人，2009），整合式夫妻行为治疗鼓励夫妻增加对伴侣的接纳，减少改变对方的愿望；接纳的焦点在于自己的伴侣。但是，接纳与承诺疗法的目标是接纳个体自己的反应，鼓励夫妻正念地接纳自己内在对于伴侣的反应，同时意识到他们内在负面的评判都是念头，而且这些念头或许并不准确，不需要将其付诸行动。接纳与承诺疗法也通过接纳内在的反应来帮助来访者不和自己的念头交织在一起，从而提升了他们反应的灵活性。

成人依恋与正念

除了接纳和夫妻治疗的研究之外，一些研究也开始探索成人依恋模式与正念之间的关系。有一项研究的对象是70个参加为期三个月的禅修的人员，沙弗尔（Shaver）等人发现，正念与焦虑和回避型依恋风格呈负相关。具体而言，焦虑型依恋风格的人，更难做到正念中的不评判，回避型依恋风格的人，比起安全型依恋风格的人，更难安住于当下的时刻（Shaver 等人，2007）。

在一个正念特质研究中，沃尔什（Walsh 等人，2009）等人发现，焦虑型依恋与回避型依恋都与正念特质呈负相关。这个研究的作者提出，正念或许对帮助成年人形成更为安全的关系有帮助。类似的，Saavedra、Chapman 和 Rogge（2010）发现，高水平的正念特质对关系有缓冲作用，避免了高水平的焦虑型依恋产生的效果。这些与依恋和正念有关的发现，或许对使用情绪聚焦疗法（EFT；Johnson，2004）的治疗师而言特别有用，情绪聚焦疗法是一种以实证为基础的夫妻治疗模型，整合了依恋、系统以及体验性的理论。正念对于情绪聚焦疗法的治疗师而言或许是一个额外的资源，能帮助夫妻发展出更为安全的依恋风格并且改善他们的关系（Gambrel & Keeling，2010）。

儿童、青少年和父母的正念

卡巴金和他的妻子（Myla，1997）首先描述了正念减压疗法是如何用于亲子关系和家庭生活的。随着人们对正念的兴趣与日俱增，越来越多的从业者们迫切想要将正念加以调整，用在孩子、青少年以及他们的父母身上（Thompson & Gauntlett-Gilbert，2008）。尽管用于儿童和青少年的、以正念为基础的干预研究还在其早期阶段，但是目前的证据支持这一方法在此类人群中的可行性和接受度（Burke，2010）。

其他和儿童及其家人的工作集中在以下议题和人群：

- 调整正念的工作，以适合儿童和青少年
- 适合父母的正念
- 适合多动症（注意力缺陷和多动障碍）儿童的正念
- 适合品行问题及物质滥用问题的青少年的正念

适合儿童的正念

它是正念在近期的一种发展，目前正在成为人们越来越感兴趣的一个领域，主要是因为它具有不使用药物来帮助那些有行为问题和注意力问题的孩子的潜力。这个领域的先驱——Goodman 和 Greenland（2009；Goodman，2005；Greenland，2010）——已经发展出了很有创造性的正念练习，以适合孩子们使用。这些方法强调为情绪贴上标签、比喻、观想和以正念为基础的游戏以及好玩的活动。此外，四个很有影响力的以正念为基础的方法——正念减压疗法、正念认知疗法、辩证行为疗法以及接纳与承诺疗法——也已经调整出了适合孩子们和青少年的版本（Greco & Hayes，2008；Semple 等人，2006）。在另一些情境中，基于学校的正念项目也进行了成功的试运行，测试了其可行性、接受度以及各个民族的儿童的适用性（Liehr & Diaz，2010；Mendelson 等人，

2010）。

儿童的正念课程有"仅限儿童参加"与"亲子共同参加"两种形式。这两种形式中用来教儿童的方法都很适合他们，比如正念饮食、正念行走、正念说话、正念倾听、正念身体扫描，以及引导式呼吸。团体活动的时间通常比成年人短得多，为45 ~ 60分钟，家庭作业也很简短，都有CD录音和工作表作为心锚。

关于这些方法的研究都还处于新生儿期，但是很有前景。比如，一个对于儿童正念认知疗法所做的随机临床试验（MBCT-C；Semple等人，2006；Semple，Lee，Rosa，& Miller，2010）发现，所有完成了课程的儿童在注意力方面都有显著的提升，最初表现出较高焦虑程度的儿童也在焦虑及行为症状方面有所减轻。

以下是几个将正念用于儿童领域的指导原则（Goodman，2005；Goodman & Greenland，2009；Semple等人，2006；Thompson & Gauntlett-Gilbert，2008）：

- **让它始终很好玩**。为了吸引年幼的儿童，活动必须好玩，而且要能够把孩子们熟悉的游戏稍加调整加入其中，比如吹泡泡、听鸟叫，或者吃一个苹果。

- **作为榜样示范**。成年人必须"以身作则"，这对儿童而言尤为重要，成年人要向儿童示范如何实践正念，鼓励他们也这样做。

- **把真实生活中的练习加入进来**。通过让正念练习更活跃、更现实、更容易上手，把传统的正念调整为适合儿童和青少年的方式（比如，请孩子们在每一次听到铃声的时候，就在纸上做一个标记）。

- **为情绪贴上标签**。正念活动帮助儿童学习、觉察并为情绪贴上标签；也可以鼓励孩子们把情绪视为"访客"，而不是他们身份认同中的一部分。

- **使用比喻**。运用适合孩子们的比喻，比如，在训练小狗的时候使用"不评判"，用这样的方式来教"不评判"这个概念。

● **用重复来强化教学**。比起成年人，孩子们能够更多地从重复中获益，比如在一堂课中，以各种不同的方式重复某一个学习点；每一堂课开始的时候，先复习上一次课的内容。

● **加入对呼吸的觉察**。就像成年人一样，可以将觉察呼吸用在日常生活中，这个内容也应该包括在儿童的教学里。

● **鼓励慈爱冥想**。对孩子们而言，慈爱冥想是一个高度相关、也很实用的活动；比起学习呼吸冥想，慈爱冥想中的观想环节会让孩子们更容易学会。

● **提供更多的解释**。更多、更简单、也更有娱乐性地解释正念练习，有助于吸引并激励儿童和青少年的学习（比如，正念饮食的习惯）。

● **提供多样性**。儿童的课程必须有足够多的变化才能平衡孩子们的注意力，并用足够多的重复来培养技能。

● **让父母加入进来**。应该尽可能多地教育父母，并且把他们加入进来，特别是在和年幼的孩子们一起工作的时候。

● **为课堂做调整**。当我们在非临床的教室环境中教学时，应避免使用鼓励很深状态的冥想或内观练习。

● **练习和活动的长度**。不再是25分钟或采用很多的练习，在儿童课程中，通常布置3～5分钟的家庭作业。类似的，课堂活动也应该足够短，以便维持孩子们的注意力。

● **小团体**。在正念认知疗法儿童版中，由两位讲师来带领6－8个孩子的团体。

正念地养育子女

已经有团体形式的正念和家庭形式的正念，用于帮助父母改善他们的教养方式。通过将正念整合到现有的、精良的行为式父母课程里，已经创造出了三种不同结构的团体课程：正念教养、以正念为基础的父母训练，以及以正念为基础的生育和父母教育。此外，还有一些个案研究，是由父母来接受单独的正念干预，以此来帮助家人一起合作，帮助有发展性问题和外在行为问题的孩子，为他们提供有希望的方向。

正念教养。在 Duncan、Coatsworth 和 Greenberg（2009a，2009b）的正念教养课程中，这个课程是基于行为式的家庭强化课程，他们将正念整合进去，来帮助父母提升能力，有意识地把觉知带入到每一个与孩子互动的片刻。这个课程的设计是为了帮助父母提高他们的情绪觉察力，改善他们调节自己情绪的能力，把更多的接纳和慈悲带入到他们的亲子关系中。在近期的一个研究中，Duncan、Coatsworth、Greenberg 和 Nix（2010）发现，参加了这个课程的父母和儿童在亲子管理方面有很大的改善，在亲子关系方面的改变更大，这些与父母正念程度的增加有关。这些发现凸显了父母情绪的自我调节与觉察的重要性，以及它对亲子关系的改善作用。

以正念为基础的父母训练。Dumas（2005）将正念整合进了传统的行为式父母训练课程中（Behavioral Parenting Training Program，简称为 BPTP），他发展出以正念为基础的亲子训练，减少了自动化的、僵硬的行为模式——这通常是有问题的亲子关系的典型特征。不像基于操作条件反射的、传统的、行为式父母训练课程，Dumas 的模型认为，有问题的互动模式来自于重复的、无意识的互动，以致渐渐成了习惯。在这个课程里，父母学着对这些事情有正念，通过觉察让自己抽离出来，并且选择在与孩子建立关系方面更为有效的策略。

以正念为基础的生育和父母教育。以正念为基础的生育和父母教育是基于正念减压的形式，为妊娠晚期的孕妇所设计的，以帮助他们度过孕期，生产，并过渡为一个母亲，养育孩子（Duncan & Bardacke，2010）。这个为期9周的团体课程包括一次短暂的分别和回归（带着宝宝回归），课程中将介绍正念觉知的身体扫描（不要将这个过程与渐进式放松混淆起来，在这个过程中不需要渐渐放松身体），把它作为第一个正式的冥想练习，帮助学员更善巧地对待怀孕晚期的身体不适，也在为出生的过程培养技巧。这个课程强调生产过程中的身心联结，以及心理上的压力对生产会有哪些负面的影响。课程中也包括正念瑜伽和疼痛冥想，在疼痛冥想中，学员通过握着冰块来学习如何调节身体上的疼痛感，从而可以做到在生产时娴熟地对疼痛感做一些工作。这个课程最初的试点研究显示出很大的效果量（>0.70）。

父母的正念个案研究。在有临床问题的父母的研究中，Singh 等人（2007a，2007b，2010）对孩子被诊断为发展性障碍和多动症（注意缺陷和多动障碍）的母亲做了研究。在这两个研究中，孩子的症状——比如攻击行为、社交技能，以及顺从性——会随着母亲的正念养育训练而有所改善。在多动症（注意力缺陷和多动障碍）的研究中，研究后半程教孩子们进行正念练习，结果有了更进一步的改善。类似的，正念减压已经被发现能显著地减轻患有慢性疾病的孩子的母亲的压力症状（Minor等人，2006）。综合考虑 Siegel 的人际神经生物学和正念的工作，这些发现显示，在对儿童的注意力问题以及外在症状开展工作时，父母在当下有正念觉知的能力以及父母的自我调节能力或许是一个重要的因素。

有注意力缺陷及多动障碍的儿童和青少年

因为正念练习涉及持续地注意，而且以改善自我调节著称，因此临床工作者已经很有逻辑地开始探索它在多动症方面的应用，多动症的特点就是缺少持续注意的能力（Zylowska 等人，2008，2009）。而且，因为多动症经常涉及欠缺的前额叶功能，比如注意力、工作记忆和抑制功能，所以，正念强化这些功能方面的潜力，为治疗这种障碍提供了一种很有希望的新方法。事实上，研究者正在探索这种可能性，它不仅可以重新调节多动症的症状，还可以提供康复和纠正的潜力（Zylowska等人，2009）。持续的正念训练似乎可以让个体对当下时刻的觉知自动化，于是降低了做白日梦或走神的潜在可能，而这些行为都是与多动症有关的。而且，最新研究表明，情感调节也是多动症的一个重要问题，于是这又为探索如何将正念用于被诊断为多动症的人提供了额外的原因。

有很多研究已经检视了对青春期前的儿童（Singh 等人，2010）和青少年（Zylowska 等人，2008）使用基于正念减压的、以正念为基础的训练课程的可能性。Singh 等人（2010）在对两个10—12岁的孩子进行的小型研究中，先教他们的妈妈正念，这导致了孩子对父母的请求的顺从度提高，在此期间并没有对孩子直接进行干预；在研究的第二阶段教孩子们正念，这导致了孩子的顺从度更进一步提高，这为把父母和孩子都包括进来开展工作提供了初步的支持。在一个对成年人和被诊断为多动症的青少年进行的可行性研究中，Zylowska 等人（2008）发现，前后测中多动症症状自我报告有所改善，同时对注意力、认知抑制、抑郁和焦虑的测量结果也有改善。

有自控问题的儿童和青少年

正念已经被应用在有品行问题的儿童和青少年身上，以帮助他们用觉察来提升自己调节情绪和行为的能力。比如，在一个对三位可能被除名的青少年进行的小型个案研究中，Singh 等人（2007a，2007b）成功地使用正念让这三个人把攻击性降低到社会可以接受的程度，于是让他们得以毕业。类似的，接纳与承诺疗法也被专门调整为适合具有外部障碍的年轻人，教他们接纳自己的情绪，缓和情绪（在认知上抽离），然后基于自己的价值观选择行动（Twohig，Hayes，& Berlin，2008）。此外，正念认知疗法儿童版已经被调整为适用于具有外部和内部障碍（如抑郁、焦虑等）的儿童，并在一次可行性及可接受度试点研究中取得成功（Lee，Semple，Rosa，& Miller，2008）。

在荷兰，Bögels、Hoogstad、Van Dun、de Schutter 和 Restifo（2008）

为诊断具有外部障碍（如行为和品行问题）的儿童和青少年开发了一个为期八周的正念课程，同时也让他们的父母参加了一个正念教养训练课程。治疗后，孩子们在持续注意力任务上的表现比候补控制组的表现更好，并且报告外部及内部症状都显著减少了，还有更高的幸福感；他们父母的报告也显示出相似的改变。这些研究表明，正念或许对有严重品行问题的年轻人有帮助，能帮助他们提高自己对情绪的觉察，提高他们自我调节的能力，并且能显著地减少他们的攻击行为。

正念和大脑

正念和冥想对神经系统影响的研究

神经科学近期的进展使研究者们开始研究正念练习对大脑结构和过程的影响。Davidson 等人（2003）做了这类研究中的第一个研究，他们发现，左侧前部位置的激活显著增加，这是一个与正向的气质性情感（一种快乐的性情，善于抵御压力）有关的大脑模式，此时个体的免疫功能也有所提升。

相类似的，在一个大脑结构的研究中，Hölzel 等人（2010）发现，非临床参与者在一个为期八周的正念减压课程中，不仅报告说主观上体验到的压力减少，而且右侧基底外侧杏仁核灰质密度降低，大脑中的这个区域与应激反应有关。相类似的，Hölzel 等人（2011）发现，正念减压疗法参与者的左侧海马体灰质的密度增加，这个区域涉及学习和记忆的过程、情绪调节、自我指示过程和转换视角。这些研究一起提供了初步的证据，说明正念训练或许可以改善大脑过程和结构，从而增进个体的幸福感。

还有几个研究的对象是有经验的禅修者，以及具有高水平正念特质的人（指的是这个人默认的倾向就是自发进入正念状态），这些研究也考察了大脑功能。Vestergaard-Poulsen 等人（2009）发现，有经验的禅修者在脑干下部区域的灰质密度更高，这个位置与心肺控制有关，它也许负责冥想带来的副交感神经效应（放松），以及一些认知和情绪的影响。相类似的，van den Hurk、Giommi、Gielen、Soeckens 和 Barendregt（2010）发现，比起控制组，有经验的禅修者具有更为高效的注意力加工能力，包括更快的反应和更少犯错。在一个考量正念特质与大脑活跃性的相关研究中，Modinos、Ormel 和 Aleman（2010）发现，具有更高正念特质的人，背内侧前额叶皮层激活程度更高，杏仁核对负面情境的反应更低。这些发现暗示着，正念倾向或许可以帮助我们对负面情绪具有更多的认知控制。中国的研究者们做了一系列的研究指出，冥想增加了前扣带皮质的活跃度，这个区域被认为是控制自我调节的（Fan，Tang，Ma，& Posner，2010；Tang 等人，2007，2010，2009）。

总而言之，这些神经方面的研究说明，正念和冥想或许会影响大脑产生以下的效果：

- 提升个体在生理上调节应激反应和情绪的能力
- 增加与快乐的情绪有关的大脑模式
- 更强的记忆力和注意力
- 更有能力考虑到其他的视角

西格尔的神经整合与正念理论

西格尔（Siegel）开创了人际神经生物理论，他同时也是一位正念的研究者，他的神经模型（1999，2010b）为正念、关系和大脑的相互关联提供了令人兴奋的洞见。Siegel（2009）提出，正念通过增加大脑中部前额叶皮质的神经整合程度，来促进积极的改变。神经整合是一种与幸福感有关的大脑模式："在一个动态的、复杂的系统中，整合的状态能创造出最为灵活、适应和稳定的状态"（Siegel，2007，p.198）。他认为神经整合意味着安适，缺乏整合（无论是僵硬、混乱还是两者兼具）基本上就是精神障碍的同义词（Siegel，2009）。总而言之，整合的大脑状态被描述为灵活、适应、连贯、有能量，以及稳定（首字母缩写为 FACES）。此外，安全的亲子关系和亲密关系也有神经整合这个特点，Siegel 提出，未来的研究将会发现"安全型成人依恋与正念特质是相伴相随的"（p.144）；事实上，最新的研究已经证明了这一点。

基于 Siegel 的研究（2009），他识别出了神经整合的九大特点，可能也与安全型依恋和正念修习有关：

1. **身体调节**。调节交感神经系统和副交感神经系统，它们分别调节着应激与放松反应。

2. **同频的沟通**。在沟通之中，两个人成为了共振的整体，是安全型依恋的特征。

3. **平衡的情绪**。维持一种最佳的唤起流动，引起情绪上的平衡感和情绪的调节。

4. **缓解恐惧**。当某个体验引起了一种反应，有能力缓解恐惧，于是解除焦虑并且选择一个更恰当的反应。

5. **反应的灵活性**。有能力暂停并且选择一个反应，而不是无心的出于习惯对情境做反应。

6. **洞察**。对自己和过去、当下以及未来的关系有更多的觉察与理解。

7. **同理心**。准确想象他人的视角、情绪和内在现实的能力。将洞察与同理心的过程结合起来，Siegel（2010a）把能够为自己和他人的内心世界绘制地图的能力描述为"心灵之眼"（mindsight）。

8. **道德**。认同于更大的关系性的、社会性的良善，并据此做出选择。

9. **直觉**。对进入意识中的体验进行非言语加工。

对自我以及他人的安全型依恋：内在及人际同频

安全型依恋的特点是整合的神经模式。Siegel（1999）曾描述过，在生命前三年的母婴依恋会如何显著地影响大脑的发育；婴儿需要与他们的父母有安全的依恋关系，从而让他们的大脑得到最优的发育。当这种情况没有发生的时候，儿童的神经模式会更为混乱，也许会发展出情绪上的以及行为上的障碍，比如注意缺陷障碍、学习障碍以及情绪障碍。值得感谢的是，这些儿童的依恋模式并非一成不变。当处在一段安全的关系，特别是成年后的亲密关系中，个体可以学会发展出一种更为安全的依恋模式。

人际同频。这常常与安全型依恋相关，Siegel（2009）描述了大脑是如何与另一个人同频的，并导致双方在生理上、情感上和意识状态上发生变化。镜像神经元具有非常特定的功能，可以为对方的内在状态绘制一幅地图，并为同理心提供生物学上的基础。尽管镜像神经元最初的功能或许是为了促进生存、识别敌人，但这些神经元也使人类能够创造出持久的亲密关系。

而且，镜像神经元使人能够去体验"过去或许曾经难以承受的情感状态以及身体激活"（Siegel，2006，p.255）。所以，在治疗中，当治疗师和来访者在一个同频的关系里时，来访者就能够"修通"艰难的情绪并且得到一些洞察，而这在情绪失调的时候是很难获得的。来访者于是能提升自己调节情绪和行为的能力。

内在同频。Siegel（2007）提出，通过鼓励个体不加评判地、慈悲地观察自己的心理过程，正念练习使得个体能够发展出内在同频，对自己同频，它的运作机制与人际同频中的机制很相似。这种自我同频也可以被描述为与自己有一种安全型依恋关系。所以，正念也可以被理解为是一种提升自我慈悲和自我接纳的实在而又具体的方法。

未知和不评判：自下而上的加工

Siegel（2007，2009）对家庭治疗师特别感兴趣，他提出正念带来的许多关系上的及心理上的好处，来自于自下而上加工的增加，这种大脑过程与"无知"（not knowing）的状态有关，这在很多家庭治疗文献中得到了引用（Anderson，1997）。它指的是，当底部的三层皮质层被使用的时候，自下而上的加工用当下的、活生生的体验，来对当下发生的事情生成新的理解、类别和故事；自下而上的加工，就像正念一样，是带着好奇和轻松来拥抱不确定性的。相比之下，自上而下的加工指的是，当大脑中的上三层皮质层主宰着心理过程时，就是以习惯性的方式、用已有的标签来解读体验。尽管在日常生活中按照惯例行事也是很有必要的，但是自上而下的加工减少了反应的灵活性和适应性，于是导致僵硬，最终导致关系问题和心理健康问题。自下而上的加工鼓励敞开、成长和灵活性，于是可以成功地适应新的挑战和环境。而且，自下而上的的加工使人们能够用新的经验重新定义并重新塑造自己的身份认同，而不是仍然被狭隘的身份认同所奴役，那些关于我们身份的旁白已经不再适合我们，也已经不再准确。正念的核心就是，它是一种高强度的自下而上加工的练习，修习者在这个过程中训练头脑集中于当下直接的体验，最大程度地减少自上而下的贴标签，来促进新鲜的、全新的体验。

创伤与整合

就像大部分治疗师都注意到的那样，创伤经常会导致广泛的生理、心理和关系方面的问题，Siegel 对此做的理论解读是，创伤导致了神经整合受损："没有化解的创伤会让头脑失去条理"（2010b，p.190）。在他的这个模型中，创伤后应激障碍和类似的创伤反应是源自于大脑将内隐记忆与外显记忆分离，以此来应对淹没性的事件。当个体体验了一次极端的创伤后，应激反应被触发，损伤了海马体发展外显记忆的能力。外显记忆需要有意识的注意力来编码，于是信息可以连贯地输入，成为过去的"记忆"。应激反应也激活了杏仁核，它将创伤事件"烙印"在内隐记忆中。于是创伤事件就主要以内隐记忆的形式储存了起来，所以常常没有来自于过去的感觉，而是感觉就像它们现在正在发生着；它们是自动化的，塑造着我们此时此刻的的主观体验。这些内隐记忆导致混乱而僵硬的模式，让个体的大脑无法进入与幸福感相关的神经整合状态。化解创伤需要海马体集中注意力，把内隐记忆中与创伤有关的各个拼图碎片组合到一起，形成一个连贯的旁白。正念对记忆、注意力和情绪调节都有正面的效果，所以它具有潜力，可以促进创伤复原的过程。

对研究的反思

尽管正念的一些证据还相对较新，但是它在身体、神经、心理和关系健康方面产生的影响令人印象深刻，而且相关的证据越来越多。在精神卫生领域常用的干预方法中很少有（如果有的话）涉及面如此之广、具有如此清晰的神经学解释与证据的方法。尽管还有更多的工作需要进行，以使正念得到更好的理解和接受，但是这种更为有效、也更为直接的改变机制确实令人感到兴奋。正念和接纳很有潜力、容易学习，是帮助个体、夫妻和家庭改善关系、提高彼此之间的慈悲心的实用方法，能帮助人们发展出安全的依恋，更少一些反应性，从而能够承受更高程度的亲密。

第二部分
正念取向的夫妻和家庭治疗实践

第二部分介绍

现有的家庭治疗以及与正念有关的疗法的证据，为爱和幸福感的理论提供了基础。治疗师在与夫妻和家庭，以及具有关系问题的个体一起工作时，可以使用这套理论。这套理论是基于这样一个假设：令人满意的关系和总体的幸福感涉及三个核心的关系，可以通过正念和接纳的练习加以发展。

- **自我**。与自己建立接纳的关系，这包括调节困难的情绪和念头。
- **他人**。发展并维持情绪上的安全感以及与伴侣、父母、孩子和生活中的重要他人之间满意的亲密关系的能力。
- **生命**。一种与生命（如上帝、宇宙）有联结的感觉，其特点是安全感、凝聚感和善意（或者至少是无恶意）。

正念和接纳的练习可以用于帮助来访者在各个层面发展安全感、安全的关系以及整体的幸福感，以促进选择功能，从神经学的层面到灵性的层面。这些层面协同运作：个体在某一个层面运作得越好，他在另一个层面也会运作得越好。

以下章节为治疗师提供了一个灵活的方法，基于有关正念、关系和大脑发展的新近研究结果，帮助来访者改善他们与自己的关系和与他人的关系，以及治疗中是什么在起作用。这个方法包括以下内容：

- 基于正念的治疗关系（第四章）。
- 一种个案概念化的方法，它整合了正念、接纳、佛教心理学和家庭治疗的原则（第五章）。
- 基于研究发现与佛教心理学原则的目标设置和治疗计划（第五章）。
- 在日常治疗设置中教个体、夫妻和家庭正念的方法（第六章）。
- 以正念和接纳为内容的干预练习及原则（第七章）。
- 夫妻与家庭特殊议题的特殊干预方法（第八章）。

| 第四章 |

治疗性临在与正念

房间里似乎是永无止境的静默，但实际上只过了一两分钟。洁是一位母亲，她笔直地坐着，眼泪静静地从脸颊上止不住地滑落。父亲马克坐在那里，目光落在远处。沉默很粗粝地触碰着某个巨大的伤痛，言语难以捕捉。为什么这么美丽的一个女孩会选择在16岁的生日那天自杀？为什么住院、冥想和治疗都没有帮到她？父母怎么找到继续活下去的勇气？哪怕是受过最好的训练的治疗师，也会发现这样一个时刻很艰难。尽管关于自杀的专业解释或许能够回答一些问题，但是这些话语无法填补这种丧失带来的深渊。然而，比起安慰的话语，有些东西确实会带来更多的帮助：在那里，开诚布公地分享深度的恐惧和忧伤。治疗师向最黑暗的悲剧敞开自己的心，于是对方不再需要独自承受这些痛苦。

正念和接纳可以深刻地改变治疗师在治疗过程中临在的品质，帮助他们更全然地"在那里"，这种存在状态很难用语言清晰地描述或衡量，但是对于在治疗室里的人们来说，那是实实在在地在那里。经过几十年的研究，专业领域总体上一致认为，比起治疗师采用的流派，治疗关系往往能更好地预测治疗结果（Lambert & Simon，2008；Miller，Duncan，Hubble，1997）。所以，罗杰斯（1961）最初识别出来的品质——

准确的同理、治疗师的真实以及积极关注——这些都已经被认为是当代治疗实践中实现成功的治疗关系的关键元素。

尽管人们普遍认为，同理心和治疗关系是治疗师能够直接影响到的最重要的变量，但是很少见到具体的、可量化的"技巧"或练习方法，来教专业人士如何共情或改善关系品质（Shapiro & Izet，2008）。为了填补这个空隙，很多治疗师已经探索了正念这个非比寻常的高效方法，用来提升治疗师与来访者联结和临在的能力（Hick & Bien，2008；Shapiro & Izett，2008）。

治疗性临在

我的同事 Eric McCollum 向我提出过，用治疗性临在能最好地描述治疗关系中最关键的元素（Gehart & McCollum，2008；McCollum & Gehart，2010）。治疗性临在更多是一种存在的品质（being），而不是做某些事情的状态（doing），它被描述为一种治疗师在治疗性相遇中体现出来的特点，包括同理心、慈悲、人格魅力、灵性、超个人的沟通、耐心的回应、乐观，以及期待（McDonough-Means，Kreitzer，& Bell；2004）。很显然，临在是一种很难操作的品质，这导致很多人把焦点放在了治疗关系中更容易观察到的部分，比如共情性语言、小结、聚焦地倾听、反射性的感受，以及避免提建议（如 Young，2005）。尽管这些技能对治疗关系极为重要，但是它们仍然无法完全捕捉到这种存在状态的微妙品质，是这种品质让这段关系具有"疗愈性"。正念提供了一个具体的方法来培养治疗性临在，这种方法既适用于新手治疗师，也适用于有经验的临床工作者。不像建立治疗关系的那些基本技能，培养治疗性临在是一段永无止境的旅程，即便是很有经验的治疗师，也可以随着自己职业道路的发展继续有所进步。

为了探索用正念和接纳来培养治疗性临在的潜力，本章节将：

- 提供一个模型,用正念、慈悲、交互存在性(interbeing)和相关的练习,来概念化并且实现夫妻治疗和家庭治疗中的治疗性临在。
- 勾勒一个神经学模型,来理解正念的临在是如何促使来访者化解创伤并修通困难的人际关系议题的。
- 描述正念的临在可以如何应用于各种具有挑战性的临床情境中。

正念和治疗性临在

近年来,无数的治疗师在各种心理治疗模型中都已经探索过如何用正念来发展治疗关系,比如心理动力、人本主义、认知行为、家庭系统、后现代的方法,以及物理治疗(Gehart & McCollum,2007;Hick & Bien,2008;Shapiro & Izett,2008)。治疗师们通常用正念来培养同理心、处在当下,以及在讨论有挑战性的主题时保持冷静。除了正念的临在之外,正念和相关的佛教心理学还为夫妻治疗与家庭治疗实践提供了三种特别有用的概念,它们能够增强人们对于治疗性关系的传统理解:

- 慈悲
- 人性:谦虚和幽默
- 交互存在性

慈悲和治疗性临在

治疗师们在治疗性相遇中使用同理心已经有很长的历史了(Rogers,1961)。正念和佛教心理学提供了一个相关联的但又极其不同的方法,让治疗师在情绪层面参与来访者所受的痛苦,这就是慈悲。同理心指的是准确地感知另一个人的内在情绪状态,并且把这个情绪反射出来,慈悲指的是一种更为灵性的、普遍的体验,其形式为:参与其中的、情绪上的临在，承认一个人所受的苦，同时能在人类的制约这样一个更大的视角下看到这些苦（一行禅师，1997）。治疗师不会因为这些苦而感到焦虑，或者想要尽快地止息这些苦，而是继续保持冷静、不抽离、温暖地临在着，拥抱哪怕是最黑暗的苦的形式（Gehart & McCollum，2007）。

尽管这一点并不是立刻就很明显，但是，慈悲心是正念实践的核心（卡巴金，1990）。为了让修习者收获到更多正念的好处，要一再地将注意力放回到呼吸（或者其他焦点）上，而且需要以一种慈悲的、不评判的方式去做。随着时间的过去，通过承认和接纳心与头脑运作的方式，修习者会在这个过程中，对人类所受的制约产生大量的慈悲。特别是对治疗师们而言，这能让他们更深刻地理解情绪、认知和行为，以及所有这一切是如何运作的（或者无法一起运作的）。我个人认为，所有真心想要成为治疗师的人，都要致力于练习几个世纪以来佛教徒们研究"心"的方式，这一点很重要。这个方法就是慈悲地观"心"。这种"活体"研究的结果，比起西方科学家们用冰冷的、抽离的、第三方的理论和研究模型获得的结果，要深刻得多，也慈悲得多。没有哪些事情比观察你自己的心的造作更令人谦卑或产生慈悲的了。

为头脑的本性培养慈悲，这为更加灵性的慈悲打下了一个很好的基础，那也是大乘（后期的，主要在东亚）佛教形式的特点。在这些佛教的形式中，人类可以追求的"至善"就是成为一个菩萨，菩萨具有开悟的能力（于是能终结个人的痛苦），但是他们选择延迟开悟，于是可以帮助其他受苦的众生开悟（一行禅师，1998）。菩萨与基督教中耶稣的角色有很多平行之处，耶稣也为了减轻他人的痛苦而选择了受苦。

所以，正念中的慈悲是一种更为灵性层面的——尽管不见得是宗教的——慈悲形式，它来源于观照苦、拥抱苦，知道它们是人类的制约中的一部分。这种慈悲拥抱生命中又苦又甜的滋味：有苦——比如丧失、死亡和疾病——而且这是因为生命具有这样的可能性：它可能是珍贵的。当喜悦和快乐的体验是在苦的背景中被感受到的，它们似乎就有意义了，而且也更容易获得。纵观历史，就像无数的书籍、神话和戏剧所展现的，也像许多当代的研究所表明的——活在乌托邦中——没有人死去、天气很完美，我们永远不工作，无需付出任何努力，一切都为我们准备好了——这些很快就会变成我们活生生的噩梦。积极心理学的研究者们解释说，梦想的实现并不会创造出可持续的快乐，因为快乐来自于努力投入到富有意义的、我们所重视的活动和关系中（Seligman，2002）。

这种形式的慈悲的独特品质是，它在痛苦面前依然很平静、无畏，有时候它被称作勇猛的慈悲（fierce compassion，亦见第二章，丘扬创巴，1991）。Bowen(1985) 是一位代际家庭治疗师，他描述过他们是如何用一种"不焦虑"的临在来与来访者们建立治疗关系的。佛教徒的版本就会是：一种慈悲的、投入的、好奇的并且不焦虑的临在。当治疗师可以不带着恐惧、愤怒，或者厌恶，而是慈悲地与艰难和痛苦互动，带着一种敞开的好奇心与它们互动时（Anderson，1997），他们就能帮助来访者更全然地去体验、承受并转化自己的挣扎。通常，是对某个情境的恐惧和否认创造出了最大的苦。比如，很多父母会对自己孩子的行为产生恐慌，然后要么变得过于焦虑，要么视而不见。但是当治疗师可以帮助父母慈悲地观照、对它好奇、接纳孩子的行为时，于是父母常常会出现一种非凡的冷静来超越它。具有悖论性的是，父母因接纳而产生的冷静常常会导致孩子的行为略微、甚至戏剧性的改善。在所有这些情境中，父母都能够从这种冷静的空间出发有效地回应孩子，而不是感到焦虑或者否认。

人性：谦卑和幽默

当治疗师们使用正念、接纳和慈悲来建立治疗关系时，另一种品质也会转化——他们的人性会来到前面。这个会展现为谦卑、幽默和真诚。

当我教新手治疗师练习正念时，通常有两种品质发展得很快：慈悲和谦卑。慈悲的来源很明显：当头脑游离散漫时，通过正念的练习而获得慈悲，或是在慈爱冥想中获得慈悲。谦卑更加微妙，而且发展出了一种慈悲的副产品：当人们观照头脑散漫游移的时候（从一个主题跳到另一个主题，既没有逻辑性，也没有现实性），人们会因为更清晰地理解了人脑运作的方式而变得谦卑。它带来的不是一种基于羞耻感的谦卑，而是对于完全的人性的一种慈悲的接纳。

这份谦卑也培养着不执着，使人们能够感到一种更放松的存在状态，以及更多的幽默感和喜悦。所以，运用正念的治疗师会在治疗中欢笑，除了痛苦之外，也允许在治疗中分享喜乐。很显然，欢笑和喜乐需要在恰当的时间与来访者分享，但是，它们应该在治疗中"得到允许"，甚至得到鼓励，以帮助来访者充分地活出自己的人性。当我在任何一个可以开玩笑的时间和来访者开玩笑时，我试着让它们"往上扬"：开那些可以凸显他们的进展、起到强化作用的玩笑，而不是开他们的短处的玩笑。比如，"现在你们俩携手合作了，你们的孩子就不得不守规矩了——或者更糟，实际上他们不得不做家务了。"还有，"你们要变成无聊的父母了，孩子们没法继续远程控制你们了。"正念地幽默的关键在于，当每个人在治疗中遇到恐惧、教训、失败和搞砸的时候，都可以开怀大笑，因为那些似乎正是走在人的旅程上的特征。

在大多数情况下，透过正念发展了自己的人性的治疗师会倾向于被来访者视为"接地气"、"真实"、"真诚"和"平易近人"。治疗师们常常显得高高在上（我相信他们是无心的），说着特别的术语，仿佛是一切事物的答案，拒绝分享自己的信息，习惯用提问来回答问题。哪怕在他们练习正念的时候，治疗师们有可能会变得"执着于"正念或佛教的概念，并且也给人们留下这样的印象，拐弯抹角地让没有练习治疗师"布置"的冥想练习的来访者感到内疚或者更糟。但是，理想的情况是，如果治疗师好好练习的话，正念应当可以化解这种常见的治疗师人格，因

为人们会对复杂和矛盾的情形变得更放松,正是那些让我们更完全地
成为一个人。

交互存在性和治疗关系

在认识治疗师和来访者的现实的交织性上,家庭治疗师有一个很
长的传统。次级系统控制论描述了治疗师们是如何成为他们所观察的
现实的主动创造者的(Keeney,1983)。类似的,后现代的治疗师,比如
合作与叙事治疗师,视他们自己为和来访者一起建构新的理解和现实
(Anderson,1997;White & Epston,1990)。使用类似的假设,正念治疗
师也注意到了交互存在性,这是"因缘和合的现象"这个传统概念更为
现代化的术语(一行禅师,1997)。我们和自己的来访者一样,都是同一
张生命之网的一部分,我们的行动和语言直接影响着他们对自己的体
验,反之亦然。

当治疗师在"看待"来访者时,他们应该意识到,自己在来访者身
上注意到了什么,焦点集中在来访者的哪里,这些更多是反映了治疗师
自己,而不是来访者:治疗师的观察更揭示着他们自己的价值观和偏向
性。理想而言,这些价值观和偏向性应该对来访者解决自己的问题有
用,但是很重要的是,尽管如此,一定要意识到这是治疗师自己的偏向
性。当与不同性别、年龄、民族、性取向、社会阶层、能力、宗教信仰的
来访者工作时,这一点尤为重要。但是,当治疗师与和自己很相像的来
访者一起工作时,这也同样是一个问题,在这种情形下,治疗师会想要
自由地做出假设,期待也更为僵化(Gehart,2010)。

在和来访者一起工作时——无论他们与自己多么地不同或相
像——交互存在的概念提醒着我们,我们既是彼此联结在一起的,又是
彼此区分的。彼此联结的意识提醒着我们,我们有责任不伤害他人,并
且尽力促进他们的福祉。它也提醒我们,我们都不同,都在各自独特的
旅程上。那些对我作为治疗师来说很有效的东西,对你作为来访者,也

许有效，也许没有效。那些从正念中收获到好处的治疗师们常常很急切地也想要他们的来访者这样做——有的时候很强硬。我的经验是，哪怕来访者感兴趣，当代生活的压力也会让来访者很难有规律地按照一定的时间练习正念，而且这也没关系。在一个研究中，我从来访者那里学到了一个令人惊讶的（也是让人谦卑的）智慧，就是大部分的来访者不会根据治疗中布置的作业、提出的建议或者想法去做，哪怕他们认为那些是很好的主意（Gehart & Lyle，1999）。这并不是因为他们固执或者懒惰，而是因为他们从建议中得到的洞察带来了足够多的改变，于是继续跟进在治疗中讨论的那些作业已经没有必要了。比如，对正念练习的介绍也许导致一个来访者回到了教堂，或者认真地对待其他形式的减压方式，于是他们感到没有动力去练习在治疗中讨论过的冥想了。很重要的是，治疗师要尊重这些替代方式，而不是把某种单一的解决方案强加在来访者身上。

治疗性临在、神经整合和关系性共振

Siegel（2010b）关于人际神经生物学的理论和依恋理论提供了一种新的方式，来理解为什么以正念为基础的治疗性临在对来访者很有用。Siegel 提出，治疗性临在的特征是神经整合——一种最佳神经功能的状态，可以通过正念练习来加以培养和强化。这种整合的状态使得治疗师变得与他们的来访者同频，能够深深地感知到对方的主观现实。当来访者感受到治疗师的同频时，他们就会觉得被治疗师"感受到了"。同频比它最初看起来的样子更有挑战性，因为在很多方面，大脑就是一个"预期机器"：它的一个主要功能是发现模式并预期模式。相比之下，同频需要人们能够暂缓用理论、逻辑和过去的经验做出预期的倾向，而是与来访者此时此刻实际的体验同频。这是从"自上而下的加工"（运用范畴和已有的知识）转变为"自下而上的加工"（接收新进入的数据）。

在治疗的世界中，后现代的治疗师们最支持要以"无知"的姿态与来访者建立关系（Anderson，1997），放大了这个使人得以同频的自下而上的过程。

治疗师完全临在和同频的能力使得治疗师和来访者可以进入一种共振的状态，双方都进入了一种相互影响的系统（Siegel，2010b）。人类的婴儿需要共振才能最佳地发展神经和情绪，而且这种需要延续到了成年人的关系中，让人们感到安全和联结。在治疗中，治疗师的同频邀请来访者进入到一种共振的状态。这种共振的状态改变了来访者，于是反过来，来访者的共振影响到了治疗师，这个过程让治疗师也向改变打开，其程度和来访者是一样的。这是一种亲密的沟通，在这个过程中二者真正是合一的，双方都以一种实实在在的方式直接体验着交互存在。比如，当一个性虐待的受害者第一次分享自己的故事时，治疗师可以与她一起进入共振的状态，与她的体验同频，于是来访者能够感觉自己被听到了、被理解了，最重要的是，感觉到自己在这段记忆中不再是一个人。治疗师并没有控制这个过程，也无法控制这个过程，而是和来访者一起踏上一段旅程，和他们一起进化。Siegel 的理论提供了一种神经学上的描述，合作式治疗师把它描述为相互问询、共同进化式的对话（Anderson，1997）。

Siegel（2010b）提出，治疗师可以通过进入到一种与来访者共振的状态，来帮助他们化解创伤以及具有情绪负荷的问题，使他们能够安全地体验那些在过去曾经过于具有淹没性的感受和记忆，通过这种方式来整合创伤中被分离的内隐记忆和外显记忆。在这种互相连接的神经共振的状态里，来访者可以"借用"治疗师的稳定性来帮助创伤的记忆和感受整合为一个连贯的叙事。一旦创伤性记忆与外显记忆整合，来访者就能更容易进入其中，并且维持一种整合的神经状态，而且不再需要治疗师。在治疗中，创伤得到疗愈的迹象就是来访者越来越能够冷静、清晰并且富有洞察地谈论创伤。

尽管这样假设也是符合逻辑的——如果来访者和治疗师在一种互相影响的状态，治疗师或许会受到来访者负面的影响（通常被称为次级创伤），我的经验却并非如此。当处在一个整合的、正念的状态中时，治疗师与来访者的共振创造了一种深度的情绪联结，这不仅连接着来访者，也连接着整个人性。这种整合的状态似乎减少了次级创伤的可能，因为治疗师是从一个更宽广的视角出发与来访者的创伤经验共振，使他能够理解对方的创伤。所以，对于治疗师而言，这个共振的时刻邀请了一种与来访者相联结的体验，也是与更广阔的生命相联结的体验，这也导致了一个被人类的"整个灾难"触碰的瞬间（Kabat-Zinn，1990）。

与夫妻和家庭建立治疗关系

与夫妻和家庭建立治疗关系需要有一套技巧，因为在任一时刻，都有几个关系需要维护。比如，当治疗师与夫妻一起工作时，需要对以下几种关系保持觉知：(1)他们与伴侣 A 的关系，(2)他们与伴侣 B 的关系，(3) 他们与夫妻这个整体的关系。总体而言，推荐采用"中立"或"多方偏袒"的方法（Cecchin，1987），意思是，治疗师在治疗室中需要对每个人都平等地理解或者"偏袒"，不站在某一方这边。理论上来说这很容易，但实际上，这有很大的挑战性，因为哪怕是在某次个体的咨询中很恰当的、最基本的共情反射，（如你现在看起来很生气），当房间里有另一方（A 感到很生气的那位）在场时，很快就会演变为一种同盟的断裂。类似的，为了确保自己理解了而简单地总结 A 这个人的立场，也会很容易被 B 解读为站在了 A 这边。在这样的时刻，治疗师很容易显得像是选择了某一方站队，而且这很快就会导致另一方（或几方）变得防御。

所以，从治疗师这里发出的几乎每一次沟通，都必须考虑到 A 和 B（如果是一家人，就还有 C、D，等等）的现实。家庭治疗师们发展出了两种主要的做法：

1. **系统性框架**。描述 A 的现实是如何与 B 的现实交织在一起的（Gehart，2010；Watzlawick，Weakland，& Fisch，1974）。
2. **识别出主要的关系性情绪**。描述潜在的关系和依恋需要，特别是比较脆弱的情绪（Johnson，2004）。

系统性框架

在使用系统性框架时，治疗师描述每个人的现实和行为是如何交织在一起的。比如，夫妻之间常常会体验到，一方在追求联结而另一方在疏远，这常被称为追逐和疏远的循环。在这种情况下，当治疗师在倾听伴侣中的一方讲述自己的经历时，所做的回应要让当事双方都感觉到自己的体验被理解了。比如，治疗师为了总结自己所听到的问题，或许会这样说："你感到很挫败，因为你感到自己不断地把手伸向伴侣，然后就是失望；而在另一方面，你（对另一位当事人）对她'伸手过来'的行为感到喘不过气来，然后你开始感到要被淹没了。"这种描述可能会让双方都感觉到治疗师理解他们的视角，也为来访者觉察到自己的互动模式打下了基础，这是正念取向治疗的一种重要的干预方式（第七章）。

识别关系性的情绪

Sue Johnson 在她的情绪聚焦夫妻疗法中鼓励治疗师向来访者反射她们的基本情绪（primary emotions），就是那些与依恋有关的情绪，而不是次级情绪，那些在表面上的、更容易被识别的情绪。"基本情绪"与在一段关系中感觉到安全的依恋有关，在痛苦的关系中，它的表现形式就是感到脆弱、孤单、受伤以及被抛弃。这些更为柔软的情绪来自于一份想与对方联结的真诚渴望，而不是攻击、责备或者批评对方。就像你能想象到的，倾听伴侣的基本情绪会让人更有可能与爱人建立积极的关系。所以，当治疗师与夫妻或者家庭一起工作时，可以帮助他们识别更为柔软、脆弱的基本情绪，它们可以为更加显而易见的次级情绪添砖加瓦："你正在描述当布拉德忘记了你们的周年纪念时，你是多么地生气；似乎你是在害怕自己和这段关系对他来说不是那么重要。"正如在第七章中详细讨论的那样，正念是一个极佳的工具，能帮助来访者更好地识别这些基本情绪。

在治疗中临在

大部分的治疗师在思考如何将正念应用到治疗中去时，他们的假设是自己如何把冥想练习介绍给来访者。我会提出一个最简单的、把它应用到治疗关系中去的方法，即通过改变治疗师在房间中的临在——维持一种在情绪上投入其中，但是不焦虑地反应的临在，这是最微妙、同时也是最重要的一个因素，治疗师们创造出一个强大的背景，来促进情绪、心理和关系上的改变。

但实际上去实践临在比听起来要有挑战性得多。在困难的来访者和困难的议题方面会出现无数的问题，包括：

- 既保持临在又不显得古怪
- 对困难的情绪和来访者的冲突保持临在
- 对创伤保持临在
- 对被迫前来而且"没有热情的"来访者临在
- 对儿童临在
- 对青少年临在

既保持临在又不显得古怪

也许在学习正念的治疗姿态中最有挑战性的一点，就是如何做到既对来访者临在，又不会因为做得"太用力"而看起来很古怪。我们都与那些想要看起来"很同频"或者很灵性的人说过话，但是这些人却显得很烦人或者更糟。很多治疗师带着想象出来的压力生活，试图做到完美或者超越人类的苦；学习正念会加剧这个需要。如果你错误地认为冥想的人永远都没有负面情绪或强烈的情绪，而且几乎已经要证悟了，那么你会对持续冥想的结果非常地失望。当你真诚并且有规律地练习时，正念会让你谦卑。观察你运作中的头脑、情绪和身体是一个让人清醒的体验，因为你不可避免地会直面自己的伪善、阴暗的秘密，孩子气的恐惧以及痛苦的现实——冥想并不能减轻所有的苦。但是，通过带着慈悲参与其中，正念帮助你学习与自己做朋友，并且能更好地理解作为一个人而且活着意味着什么——就是拥抱整个喜悦的灾难。于是，这就帮助治疗师以一种非常不同的方式"真实"。这与试图做到"完美"或者永远不经历人生的失败是大相径庭的。那些试着想要散发出开悟气息的治疗师，在与来访者进行联结方面会困难得多。

自相矛盾的是，最努力培养正念的治疗师，也是最容易显得很古怪的。因为他们过度的热情，他们的自我和身份都对"正念"或者"灵性"过于感兴趣，于是他们在治疗中感觉到需要表现出这种样子的压力。不幸的是，他们只是显得古怪而已，而且他们的来访者也很难与他们联结，或者与正念练习联结。曾经有一次，我的一位同事对我说，我看起来并不"像"是一个会对佛教或者正念感兴趣的人；我把这解读为一种高度的赞美。所以，你也许会想问你的朋友和最亲近的同事，你的正念练习让你与别人更易接近，还是更疏离了，并且要密切地检查你的来访者的反应，以确保你对于正念的热情没有创造出一堵墙，而是打开了一扇窗。

对困难的情绪和来访者的冲突保持临在

与夫妻、家庭一起工作，和与个体工作之间主要的区别在于，前者会更频繁地表现出原始的、高强度的痛苦情绪，因为人际冲突在治疗室中"活生生"地发生着。当治疗师与夫妻和家庭一起工作时，治疗师的正念修行能让他们在极其"鲜活"的困难情绪和冲突中保持情绪上的临在，在那些时刻，房间里会有一个或更多的人想要"离开"，变得有攻击性或以某种形式退缩。治疗师越能在这些困难的时刻保持完全的临在，夫妻和家庭就越能以更有意义、也更疗愈的方式投入其中。比如，在与夫妻一起工作时，痛苦的、困难的议题常常就在表面之下涌动。当治疗师可以慈悲地投入到这些议题中去，夫妻也就更有可能不再以冲突或者退缩的方式参与进去，那些正是治疗师不在场时他们所经历过的。这种对困难的情绪充分临在的能力似乎是情绪聚焦治疗中的很多干预方式的核心。

相反，如果治疗师没有能力对高强度的情绪临在，而这往往是夫妻与家庭工作的特点，那么他们就可能通过回避困难的情绪或者允许对这些情绪加以攻击的方式来让问题重复发生。把正念的临在带入夫妻或家庭成员之间痛苦的互动历史中去，这使得治疗师们能够温和而且富有意义地转变互动过程。通过变得既不恐惧也不愤怒，而是全然地投入当下，治疗师就能帮助冲突中的个体以新的方式去体验典型的"触发点"*。比如，如果伴侣中的一方开始斥责对方，治疗师可以以一种非责备的方式，请一方或者双方反思这个时刻他们的体验来打断这个循环，这样做也尊重了他们当下的体验。在最火热的情绪的那个当下充分地临在，这为夫妻和家庭提供了丰富的机会来学习新的方式，如何与对方互动，如何回应对方。

对创伤保持临在

正念提供了一种具体而特定的方式来对创伤幸存者临在，它与标准的以共情为基础的方法建立咨访关系不同。以正念为内容的疗法不再是对情绪做共情的反射，而是把焦点放在治疗师的临在品质，以及治疗师对来访者在情绪层面临在的意愿。在处理创伤时，这就成为了一个

---

* Triggers：触发点，也有译者将其翻译为"扳机点"。——译者注

特别具有挑战性的任务。要做到在情绪层面完全的临在，这要求治疗师发展出一种在我们如今的社会中很少见的能力。就定义而言，创伤涉及一个情景，这个情景对个体而言是如此具有淹没性，以至各种应对机制都自动化地运作起来，去保护头脑，让它生存下来。治疗师透过持续的、有规律的正念练习，以及对于引发创伤的情绪的参与，他们能够发展出这个能力——即在与来访者讨论创伤时在情绪上保持临在。正如第三章中所描述的，这种在情绪上保持临在的能力使治疗师能够对经历过创伤的来访者同频，并且与他们共振，使得来访者能够借助治疗师的"整合的"神经状态来形成条理清晰的记忆，从而促使他们化解创伤。治疗师越能正念地体验困难的情绪和经验，来访者就越能以临在的状态来讨论创伤，于是帮助这些来访者整合创伤，并且得到疗愈。

对被迫前来并且"没有热情的"来访者临在

新手治疗师们常常问我如何处理"被迫前来"的来访者，比如被法院、儿童服务部门、焦头烂额的父母或者幻想破灭的伴侣送来的来访者。我首先会把他们转介给以问题解决为焦点的治疗师、叙事治疗师和合作取向治疗师，他们尊重来访者的现实，同时也为他们社交生活中的其他人创造空间（Anderson & Gehart, 2007）。正念为这种合作式的方式增加的是——或者至少能够确保——一种完全的临在感。不论你是否相信，哪怕是因为暴力或虐待而被法院强制送来的来访者，他们并不期待治疗师会站在法院的对立面，站在他们这边（尽管当我们这么做时他们通常也觉得不错）。他们确实期待的，实际上更为欣赏的，是治疗师能够做到正直、公平（Gehart & Lyle, 1999）。比如，在我见到因为忽视或者虐待儿童而被要求接受治疗的家庭时，我是非常直接的："我的工作是帮助你们把孩子接回来。我会尽自己的全力让这样的情况发生。但是我不会撒谎，或者以任何方式损害你孩子的福祉。"把正念带入这种对话当中，会为对话带来另外一个层面的信任和诚实。

正念承认好的和坏的——它如其所是地认识当下，不会施加压力来立刻改变"不好的"；这是一种对个人更加阴暗的那面以及更弱的时刻的完全临在，并且不羞辱这个人的能力——但同时也不忽视他们的责任以及改变的可能性。

对儿童临在

对儿童临在很可能是帮助儿童化解他们议题中最重要的一个部分。当今社会处在如此快节奏的生活中，很少有父母能常常处于情绪上临在的状态。待在家中的父母要度过漫长的一天——接送孩子上学、放学、参加各种课程，还要送他们与同伴一起玩，工作的父母也是一样，很少机会能对孩子临在。哪怕是很努力为自己的孩子创造"高品质时间"的父母，他们也发现当代生活的日常要求让这件事变得很有挑战性。另外，很多孩子在自己的生活中也不临在。孩子们越来越早地被卷进电视、电脑和游戏的世界中，导致他们没有沉浸在自己的生活里。所以，治疗的那1个小时可以成为这样一个地方，治疗师邀请孩子和他们的父母对彼此临在。对孩子而言，这一点特别重要，因为他们常常没有情绪上和认知上的能力，去充分地体验困难的、有挑战性的情绪和想法；他们需要成年人在他们的体验中对他们临在，来帮助他们理解生活中的要求、限制和不公。仅仅为他们的处境带去一份慈悲、理解的临在，很多问题的强度就大大减轻了，有些问题很快就得到了化解。（这常常会让我这样的治疗师思考，是不是我们的工作就是为家庭提供一个空间，让他们对彼此临在，免受当代生活带来的分心。）很显然，临在并不能解决孩子们所有的问题。但是，我发现孩子们很渴望这些，仅仅通过有一个成年人在他们的生活中对他们临在，他们就常常能够快速地转化自己的现实，做出更好的选择，解决各种问题。

对青少年临在

除了不会说话的婴儿之外，青少年也许是这个星球上最诚实的人了。他们处在一个过渡的阶段，在纯真的童年和理智的成年之间，他们常常能比经过了良好的社会化的成年人更真诚地处事，而成年人常常不允许自己真实的想法和感受浮出表面、被体验到。所以，任何一个曾经和青少年一起工作过的人都知道，大部分的情况下，如果治疗师做出一副成年人的样子，或者流露出自己和这个星球上大部分的成年人思考的方式是一样的，那么青少年是不会信任这个治疗师的，也不会特别愿意合作。但是，如果治疗师能够传递出——常常是非语言的——自己愿意真诚地倾听青少年想要说的话，考虑他们的角度和担忧，并且考虑周全地参与进去，而不是像典型的成年人那样滔滔不绝地告诉他们该怎么做、要有什么表现，那么事情就会有巨大的改观。青少年很快就会变得好奇、投入，轻松地与一个似乎能够同时身处在这两个世界中的人分享他们的旅程。

从临在开始

尽管教来访者怎么练习正念会深刻地改变他们的生活，但我发现很少有人会这样做，或者持续地去做。相反，正念对我所做的工作的转化，大部分来自于它转化了在治疗过程中我的存在方式。这本书余下的部分会详细讲述更多有趣的话题，比如教家庭正念、用接纳来对案例进行概念化，以及把正念整合到干预中去。但是，我强烈认为治疗师的实践——在第十章中有更详细的描述——以及正念对于治疗性临在的强化作用是正念对治疗最为重要、也是最强有力的贡献——哪怕这一点是最看不见、摸不着、也最难以辨识的。

第五章

正念取向的个案概念化及治疗计划

个案概念化

　　我们大部分的教授都没能提到的就是，在夫妻与家庭治疗中，很难做好，却很容易做糟糕。除非我们在治疗中遇到一对夫妻或家庭"现场"争吵时，这一点才变得很明显。在面对真实的个案时，大部分的来访者一开始就会匆忙地问这个问题："我现在该怎么办？"也许你会模糊地回忆起视频中杰·海利或者萨尔瓦多·米奴钦的一些激进的话语，比如："你是什么时候与丈夫离婚，嫁给儿子的？"但是，这些大师的魔力并不在于他们说了什么或做了什么，而是他们是如何看待家庭的：他们是如何看待问题情境，对问题情境加以概念化的。

　　夫妻和家庭治疗师是如何对夫妻和家庭问题进行概念化的呢？通过辨别围绕着症状和问题的关系模式，辨别出结构、认识论层面的假设、代际的传承，以及个体所处的现实，这些导致了个体在那些情境中出现的行为和情绪（Gehart，2010）。在把正念整合进去的时候，治疗师所用的基础是这些传统的测量方式和个案概念化，聚焦在痛苦的建构以及他们在关系中实践正念和接纳的能力。特别是，正念取向的治疗师通过检视三种关系来对来访者的问题进行概念化，每一个都为概念化的特定领域提供信息：

正念取向的个案概念化领域

1. 自我：与自己有一个接纳的关系，包括调节困难的情绪和想法的能力。

   由来访者进行概念化：

   - 正念地体验想法与情绪的能力。
   - 如其所是地接纳并且有慈悲心的能力。
   - 对建构自我的执着和投资。

2. 关系：与伴侣、父母、孩子和生命中的重要他人发展并维持情绪上安全和满意的亲密关系的能力。

   由来访者进行概念化：

   - 对缺乏正念的关系模式的觉察。
   - 对他人正念临在的能力。
   - 接纳他人、对他人有慈悲心的能力。

3. 生命：有一种与生命联结的感觉（比如，上帝、宇宙），其特点是有安全感、内聚感，仁善（或者至少没有恶意）。

   由来访者进行概念化：

   - 建构他们与痛苦的关系。
   - 人生哲学与价值观。

与自己的关系

在使用正念对来访者的处境进行概念化时，治疗师需要考虑来访者与他们自身的关系，主要集中在三个领域：

- 正念地体验念头与情绪
- 接纳自己、对自己慈悲

● 对建构自我的执着

正念地体验情绪和念头

正念取向的治疗师对于来访者是如何体验自己当下的念头与情绪的感到好奇。尽管这与人本主义的治疗实践相类似（Rogers，1961），但是正念地体验内在经验与人本主义有很明显的不同，因为人本主义治疗师与正念取向的治疗师在考虑当下时刻的经验时，各自的意图不同。人本主义治疗师把当下时刻的体验视为一个更大的、以自我实现为目标的过程中的一部分，把重点放在强调事情发生时情绪的表达上。相比之下，正念地体验情绪不强调——或者更确切地说——甚至不评论情绪的表达与否。而是把焦点放在观照，不仅观照内在的情绪，还有念头等其他的内在体验上。在正念取向的治疗中，重点放在提升个体观察自己内在经验的能力——既有想法也有情绪——不一定要在当下采取什么行动或表达它们。这个过程培养的是回应的能力，而不是直接反应。它也涉及对个体内在的生命感到好奇，不需要改变或作出任何表达：只是如其所是地承认自己内在的东西。

当正念取向的治疗师在与来访者一起工作时，他们关注的是来访者正念观照自己内在经验的能力，不需要立刻以某种有条件的方式作反应，如关闭、吼叫、责备，等等。比如，如果在夫妻治疗的过程中，妻子听到了一些让自己感到受伤的话，不是立刻以一句同样伤人的话来反击，而是能以一种相对中性且非攻击性的方式说："我感到受伤了，因为你刚刚说的话。"然后就那个议题邀请对方加入一场互相尊重的对话。为了让事情更复杂一些，通常在禅修闭关中心独自正念体验自己的内在会更容易一些；但是当在与伴侣或者家人交谈时，哪怕是有过多年练习经验的人，也可能会退回到一种情绪反应的状态，而不是反思的正念的状态。

在考虑来访者体验当下的能力和功能时，治疗师也不应该只考虑他们在治疗过程中的互动。在大部分情况下，来访者在进行夫妻和家庭治疗时往往是最不会反思的时候。治疗师应该问一问，通常他们对于自己的念头和情绪有没有觉察，如果他们觉察到过自己的某个困难的情绪，比如愤怒或者悲伤，那么他们是否能够反思（是指不立刻作反应，只是注意到它），或正念地体验这个情绪（如果他们接受过正念训练的话）。有些来访者仅在识别情绪方面需要基本的教练和鼓励，而有些人则能够独自观察情绪和念头，但在关系中遇到困难要应用这些技能时会有挣扎，比如争吵或者失望的时候。

用来探索内在体验的问题

- 每个人通常在多大程度上能够识别自己内在的体验，比如情绪和念头，特别是困难的情绪和念头？

- 每个人通常在多大程度上能够反思或者正念地体验自己困难的情绪和念头，而不是立刻反应或掉入旧有的、问题性的模式中？

- 在与重要的他人相处时，每个人通常在多大程度上能够识别自己内在的体验？

- 在与别人进行一次困难的交流时，每个人通常在多大程度上能够反思或正念地体验自己困难的情绪和念头，而不是立刻进行反应？

当来访者经验很少，或很难识别和观照自己内在的体验时，治疗师通常会想要在治疗早期就集中发展这个能力，从而培养出更大的能力来经验高强度的、与关系上的痛苦相关的情绪，于是就不需要硬生生地反应了。如果来访者愿意的话，反思性地观照自己内在经验的能力既可以通过正念练习直接培养（第六章），也可以通过治疗过程中的其他干预方式来实现（第七章）。

如其所是地接纳和慈悲

如其所是地接纳

与很多人本主义、存在主义和认知行为疗法的治疗师相似的是，接纳与承诺疗法的治疗师也认为，几乎所有的病理情况都来自某种形式的对现实的逃避（Hayes，Strosahl，& Wilson，1999）。比如，抑郁的根源常常在于拒绝接纳个体当下的处境、焦虑或是试图主动逃避一个不理想的情境。物质滥用和成瘾也许是最臭名昭著的逃避技巧，它允许个体可以逃离日常现实中的很大一部分。也许这正是人们发现正念可以用来帮助这些问题以及很多其他的精神健康问题的原因之一：当你"如其所是"地拥抱当下时，你就不再那么需要这些应对技巧了（即症状）。随着人们练习接纳，外在的情境通常不会立刻发生改变，但是个体的资源感和恰当地、善巧地回应的能力极大地提升，于是他们能够以各种方式化解或带着议题生活。

尽管对于困难的处境或其他境况也是需要培养接纳的，但是正念取向的治疗师主要聚焦在帮助来访者接纳他们自己的念头、感受和其他内在的体验上（它们通常都是对外部情境的反应）。因为接纳常常暗含着认命和无助，接纳与承诺疗法的治疗师使用意愿这个词来鼓励来访者向他们的内在世界打开，去全然地体验（Hayes 等人，1999）。通过愿意拥抱和体验痛苦的内在现实——比如悲伤、失望、失败、受伤、愤怒、怀疑——个体不再挣扎、对抗或者试图从现实逃离。这是需要勇气的，因为对于我们大部分人而言，我们的本能是转过身向反方向逃走。如其所是地接纳几乎就像静静地站在潮汐来临的岸边一样符合逻辑——因为感觉就是那样的。很矛盾的是，如果个体能够承受住、站在那里迎接它的话，情绪的潮汐远比它最开始看起来的样子要小得多；但是个体越是试图逃走，它就会长得越大。

对"如其所是"慈悲

与如其所是地接纳很接近的是,正念取向的治疗师也会去评估个体慈悲对待自己内在体验的能力,在情绪上对"如其所是"打开的能力,而不只是认知层面的理解。对自己内在世界慈悲的形式是,温暖地接纳和理解很多不符合逻辑的或者不理性的念头、希望或情绪,透过冥想练习或心理治疗,它们会变得越来越清晰。比如,冥想也许会让个体更多地觉察到自己对伴侣的理所应当的感觉,或者一些通常不会被注意到的烦躁;个体常常会觉察到,这些念头或感受并不是特别的现实或公平。但是尽管如此,所有的人类都有这些。所以,除了愿意接纳和体验它们之外,不对它们过度地反应(要么对自己感到失望,要么把问题都推到对方身上)也是很重要的。相反,对自己以及自己全部的人性的慈悲,会导致一种疗愈的接纳,它能转化这些经验;它也与快乐和幸福感高度相关(Hamilton,Kitzman,& Guyotte,2006)。

概念化接纳与慈悲

治疗师如何评估个体如其所是地接纳与慈悲的程度?这是有些棘手的,因为在大部分的情况下,来访者并不会明确地用语言表达自己没有能力如其所是地接纳。通常,人们并不是有意识地觉察到自己没有能力去接纳:自己无法控制很多事情,事情很少按计划发生,或者人生的梦想没有实现。相反,人们感到愤怒、挫败、受伤或者无助。所以,治疗师需要仔细地去聆听那个被回避掉的现实。然后,它就会成为改变的目标。

评估接纳和慈悲的实际窍门

正如你或许猜想过的那样,并没有哪种纸笔测验能衡量个体在佛教意义上如其所是接纳的能力。事实上,能够用来提问并且很可靠地引发有用的答案的问题也不多,因为大部分来访者甚至都没有觉察到他们正在试图逃避些什么：能有意识地觉察到逃避就已经解决了一半的问题。但是，个体因为感觉自己卡住了而寻求帮助，这个行为本身就暗示着——从佛教心理学的角度看来——这个人很难拥抱自己现实中的某些方面。然后要问的问题就很简单了：你害怕让自己去经历什么难以承受的现实？

如其所是接纳与慈悲的概念化

在评估来访者与"如其所是"在一起、并且对它慈悲的能力时，可以去注意的一些迹象：

- 是挣扎还是接纳：来访者是不是好像在挣扎——对某个想法、人或者情境——或者与"如其所是"共处时有没有一种忧郁的感觉？
- 是分析还是慈悲：来访者是对情境进行理性的分析还是慈悲地拥抱这个情况？
- 是当下的时刻还是过去的经验：来访者能够描述在治疗中当下的体验吗，还是大部分都是笼统地表述，或者讲述过去的感受。
- 是持续的还是流动的描述：对念头和感受的描述是"持续"的吗（如，我抑郁了，或者我很沉迷），还是能够清楚地认识到念头和感受都是有起有落的。

对建构自我的执着

在与来访者一起工作时，正念取向的治疗师会考虑来访者执着于自己对于自我的建构和定义的质量。在历史上，家庭治疗师把家庭系统的互动视为互相塑造每一个家庭成员的身份和自我感：改变背景就能改变身份（Watzlawick，Weakland，& Fisch，1974）。后现代的家庭治疗师强调社会对于自我叙事的影响，并且更加激进地提出，这些身份认同完全是透过语言和在关系中共享的意义建构出来，并得到维持和重新协商的（Anderson，1997；White & Epston，1990）。事实上，有些社会建构主义者非常极端地声称不存在人本主义治疗中所提出的那种固有的或真实的自我；我们对于自我的体验完全取决于关系性的共同建构（Gergen，1991）。但是，佛教中对于无我的教导比任何心理治疗师提出的东西都要激进；他们提出，所有关于自我的概念都是建构出来的现实，遮蔽了自我"空性的"、敞开的本质（Percy，2008）。从这个角度来看，当我们执着于自己建构出来的身份并且过度地对它投资时，问题就出现了，因为我们试图想要它们有一致性、连贯性，而它们其实没有固有的存在。在与来访者一起工作时，正念取向的治疗师，特别是在接纳与承诺疗法中（Hayes 等人，1999）会考虑以下因素：

1. **建构出来的身份**。来访者与他们建构出来的身份（即他们认为自己是谁的想法）的融合程度。

2. **自我觉察**。来访者在语言层面的自我觉察的能力。

3. **观察性自我**。来访者体验观察性自我或观照性自我（即自我中那个能够不加评判地、慈悲地观察建构自我以及头脑的运作的部分）的能力。

建构出来的身份

大部分前来寻求治疗的人都已经卡在一个与问题有关的、限制性的自我感中；他们对于自己所认为的自我的执着越僵硬，通常就越难帮助这个来访者。而且，如果一个人的身份认同很僵硬，那么相类似的，他们也就有可能把自己的伴侣和家人视为其身份是不可变的，于是让问题更为复杂化。比如，一个人越认同于理性，那么他就越可能把较多表达情绪的人或者更多使用情绪性逻辑的人视为不理性。与传统的治疗实践相比，学习过佛教的治疗师不那么在意身份的内容（来访者认为自己是谁或者不是谁），而是更在意提升他们对于自我体验的流动性和多元性。当来访者发展出了一种更有流动性的自我感时，他们身份的内容——或者说他们是谁——也就改变了,因为它变得具有多个维度,而不再只有单一的维度。

自我觉察

用语言来表达个体内在生命经验和觉察的能力对个体的精神健康而言至关重要,也关乎他们社交关系的质量。有些来访者来接受治疗时,对构成自己内在生活的许多念头和感受几乎没有觉察;另一种情况是,他们也许有觉察,但是很难表达出这份觉察。为了发展亲密的、令人满意的关系,来访者必须既有敏锐的自我觉察,又能建设性地与他们关系中的其他人分享这些觉察。所以,在帮助夫妻和家庭时,正念取向的治疗师需要评估每一个来访者的自我觉察水平,以及他们有效沟通自己内在生命的能力。

观察性自我

最后,正念取向的方法很独特的一面是,治疗师会考虑来访者体验自己的观照性自我(自我中那个能够不加评判地、慈悲地观照建构性自我以及持续不断的念头和感受的部分)的能力。不像建构出来的身份形式,或者自我觉察,观察性自我更是一个活出来的体验,而不是一个东西;所以,在佛教中称其为无我 (nonself)。一个能够往后退一步、进行观察自己内在世界的日常戏剧的人——哪怕只有短暂的片刻——就能更好地解决那些前去寻求治疗的人的问题,特别是夫妻和家庭治疗,它几乎总是涉及尊重两个人、甚至更多人的现实。这个观察性自我大部分是直接透过正念冥想来培养的,但是也可以通过治疗中对于语言的建构来发现 (Gehart & McCollum, 2007)。

对自我建构的执着进行概念化

- **与问题有关的身份认同**：相关人员是如何定义与这个问题有关的、自己的身份的？他们是如何定义与这个问题有关的其他人的身份的？

- **自我的流动性和灵活性**：在感觉上，身份认同是僵硬的、固着的，还是流动的、灵活的？

- **自我觉察**：每一个相关人员都能够清晰地识别自己的内在体验，同时建设性地向他人沟通自己的内在世界吗？

- **观察性自我**：来访者能够体验观察性自我吗，哪怕只有短暂的片刻？也许能够从一个在情绪层面也参与其中的观察者的角度出发做一些讨论。

与所爱之人的关系

无论是和个体、夫妻还是家庭一起工作，正念取向的个案概念化会考虑来访者是如何与他人建立关系的，因为这总是和他们如何与自己建立关系有关。当一个人学着对自己少一些评判、多一些慈悲，那么他们就会停止评判他人，并且更多地接纳他们，反过来也是一样。有些来访者更容易通过与他人的关系来学习这些，另一些人更容易在自己这里体验到。在来访者如何与亲密他人建立关系方面，以正念为内容的治疗涉及三个需要考虑的方面：

- **心不在焉的互动模式**。在夫妻和家庭关系中问题性的、经常"卡住"的模式，造成了相关人士的痛苦。

- **对所爱之人临在**。正念临在的能力——觉察到当下的念头和感受——在与重要他人相处的时候。

- **对所爱的人接纳和慈悲**。发展对重要他人接纳和慈悲的能力，并且在关系紧张的时候保持接纳和慈悲。

心不在焉的互动模式

正念取向的夫妻和家庭治疗必然涉及把正念的觉知带入重复性的、卡住的互动模式里去，正是那些模式把夫妻和家庭带到了治疗室。评估互动模式是系统治疗的标志，也是正念取向疗法中重要的概念化要素（Gehart，2010）。这个过程涉及识别出围绕着问题的行为和情绪模式。基本上，这个模式的任务就是要获得"正常/过得去"看起来是什么样子的行为描述，然后追踪构成了问题的行为——最初说明事情已经偏离正轨的警告信号，以及当症状或问题达到巅峰时会发生什么——然后再一次回到正常或者动态平衡的状态——谁来道歉，或者各方如何知道是时候回归正常了，万一没有哪一方尝试修复的话。这个模式看起来有点像是图5.1中展现的样子。

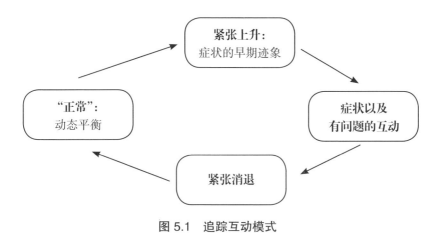

图 5.1　追踪互动模式

追踪互动模式

治疗师可以用正念来探索并提升来访者对于自我、他人以及在这个过程中每个阶段的互动的觉察。来访者的觉察，特别是在紧张上升的阶段，之后可以被用于打断有问题的互动模式。

用来识别有问题的互动并提升觉察的问题

- **正常状态**："正常"的时候，你们俩之间是什么样的？描述常见的互动，谁做什么，你们聊些什么，等等。

  —— 在这个时候，你注意到自己和对方有些什么念头、感受和互动？

- **紧张上升**：紧张程度正在上升的第一个迹象是什么（或者很快会出现一些什么症状/问题）？

  —— 这个时候你通常能觉察到事情正在向错误的方向发展吗？最初的、最小的迹象是什么，哪怕他们非常的短暂？

  —— 在这个阶段，你注意到自己和对方有些什么念头、感受和互动？

- **有问题的互动**：问题是如何开始的？向我描述一下，就好像有个摄像机把谁对谁说了什么、做了什么都捕捉下来了一样；地点、时间、房间里的人，还有其他情境因素往往也很重要。（注：如果来访者的语言充满了解读，比如"她开始唠叨"或者"他不尊重人"，那么就请来访者倒退回去，举一个例子或者引用当时说的话，对问题的描述必须是中性的、行为层面的，这样就能有新的理解、标签和诠释。）

  —— 在这个阶段，你注意到自己有些什么念头、感受和互动？

  —— 在这个阶段，你注意到对方有些什么念头、感受和互动？

  —— 你觉得中立的人在这件事情上会注意到/观察到什么？他们会怎么评论？

  —— 这些元素中你感觉对哪部分最有慈悲、最能接纳？

  —— 哪些元素使这种关系让人感觉不安全？

- **紧张消退**：在哪个点上紧张开始消退？通常是由某一方主动吗？对方是如何回应的？每个人都会说些什么或做些什么来让紧张消退？

  —— 在这个阶段，你注意到自己和对方有些什么念头、感受和互动？

  —— 你在多大程度上感觉到安全感回来了？

● 回归正常：事情最终是如何回归"正常"的，关系中的每个人都感到安全了吗？

—— 在这个阶段，你注意到自己和对方有些什么念头、感受和互动？

如果来访者抱怨互动模式有问题，那这种追踪模式的方法就很有价值，可以从中找到打断循环的可能性，我们将在第七章和第八章中讨论很多相关的策略。

对所爱之人临在

我在教治疗性临在时用的一个体验性练习是基于犹太哲学家马丁·布伯（1958）的经典作品《我和你》（I and Thou），它极大地影响了人本主义治疗的发展。布伯区分了我—它和我—你的关系。大部分的日常互动要求我—它的互动，相关的人员依据角色互动；这些关系仍然可以涉及共情和关怀，但是他们缺乏我—你关系的亲密品质。更为罕有和珍贵的是，我—你的互动要求完全临在于当下，并且作为一个完整的人与对方互动；当它得到充分地表达时，就是与对方内在神圣的部分的相遇。我—你的相遇是，当两个朋友之间、爱人之间或者陌生人之间分享了一个很深的联结和脆弱的片刻，并且都全然地临在且接纳对方；这些瞬间通常会很清晰地存留在个体的记忆之中很多年，是被听到、被关怀、被重视的瞬间。

在布置给学生们的练习中，我请他们在一周的时间中与一个陌生人、熟人和重要他人至少做一次我—它的互动，以及一次我—你的互动。不可避免的，学生们汇报说，与陌生人或者熟人做我—你的相遇更容易。为什么呢？反思之后，学生们报告说，与陌生人共享一个深刻联结的片刻风险更小。如果陌生人拒绝了邀请，人们不会感到很受伤。但是如果要在重要他人那里冒着被拒绝的风险，这会有挑战得多。接受这样的邀请也有同样的风险：这个柔软的瞬间会导致抱怨、对方提更多的要求或者会让人变得脆弱吗？就定义而言，我——你的相遇要求完全的暴露——强项、弱点和脆弱。夫妻和家庭关系中常常已经缺失了这种安全感。重建这种安全感是很多关系性疗法的焦点，特别是在情绪聚焦夫妻治疗中（Johnson，2004）。

在与夫妻和家庭一起工作时，正念取向的个案概念化中最简单也最深刻的一个领域，就是注意来访者在生活中与重要他人在一起时，在情绪层面临在的能力。尽管对这样的事情进行量化很难，但是很讽刺的是，这是最容易识别出来的内容。我们大部分人都能感觉到，一个人什么时候临在，什么时候不临在；Siegel（2007）把它描述为"感觉被感觉到了"，一种神经人际同频的状态。当来访者们彼此之间是临在的，他们通过目光交流互动，微妙的非言语的沟通，说明他们在倾听着，还有回应清晰地反映出他们在倾听，甚至是在意见不一致的时候。仅仅因为人们临在着，就会有更大的慈悲。

在治疗中与个体、夫妻和家庭一起工作时，正念取向的治疗师小心地关注每个人临在的能力，与另一个人一起在当下的能力。如果没有这样的能力，那么沟通就难免很有压力，亲密感也很有限。评估临在通常不要求提太多的问题，而是仔细地（如果不是过于仔细的话）观察，这取决于有多少公开的冲突。当然，文化、社会阶层和其他很多因素也会带来多元的、在情绪层面对他人临在的方式。

临在的能力

临在能力的指标：

- 目光交流（温和，在文化上恰当）
- 打开的身体姿势（温和，在文化上恰当）
- 当别人在说话时注意力集中
- 愿意承认其他人的视角中的一些内容
- 表达共情和慈悲，哪怕意见不一致

- 当别人在说话时有一些回应，说明注意力还在那里

- 在说话时有意识地选择用语

- 在分享自己的现实时也承认其他人所处的现实

对所爱之人接纳和慈悲

在夫妻行为疗法中，人们发现接纳是一个至关重要的元素。Christensen 和 Jacobson（2000）仔细地研究了他们的夫妻行为疗法的长期效果之后，决定把接纳加入到他们的方法中去。这个新模型——整合式夫妻行为疗法，在强调了对伴侣的接纳之后，显著提升了其长期效果，让这个方法跻身于两大实证支持的夫妻疗法，另一种是情绪聚焦疗法（Johnson，2002）。在整合式夫妻行为疗法中，治疗师帮助来访者提升他们对于伴侣的接纳，把对方的感受视为可以理解，把每个人的现实都视为具有其正当性，并且每个伴侣的担忧都值得被关注（Christensen，Sevier，Simpson，& Gattis，2004）。

在正念和佛学的文献中，接纳也被称为如其所是地接纳，在关系的层面对"如其所是"作概念化时会有特别重要的意义。

在他对于夫妻互动的广泛研究中，Gottman(1999) 估计，有69% 的夫妻在冲突时围绕的都是一直存在的问题，他推测，始终存在挣扎的领域都要归因于个性差异，而那些是不会发生显著改变的。他警告道，当你选择一个人生伴侣的时候，你也选择了一组特定的问题，因为个性差异不可避免地存在于夫妻之间。根据他的研究，这将成为关系中大部分冲突的来源。他发现"婚姻大师"，即很长一段时间都能保持幸福的夫妻找到了一些方法，就这些永恒的问题保持持续地对话，而不是卡在棘手的僵局当中，拒绝对这些差异开展工作或者接受这些差异。要接纳这些永恒的问题最大的恐惧在于，珍贵的梦想就要失去或者减少了，所以Gottman 推荐，识别出冲突之中的（或者背后的）梦想，让夫妻找到实

现这些梦想的方法，并且能够同时符合双方的需要。比如，当夫妻在如何花钱上面产生分歧的时候，治疗师邀请他们清晰地表述梦想、希望和价值观，这些钱是用来买车还是存银行，抑或是用在孩子的教育上，这些争执背后的东西。对话就从坚持把钱花在买某些东西上，转变成了找到方法帮助伴侣双方运用现有的资源，尽可能多地实现各自的梦想。

与接纳密切相关的是慈悲。总体而言，在治疗中越早表达出对他人的慈悲，预后就越好，因为这说明对对方有更大的信任和信心。夫妻和家庭治疗中很多的工作在于帮助人们更好地理解他人的痛苦，以及它们是如何在关系动力中起作用的。很多时候，来访者对于别人正在经历怎样的挣扎只有很模糊的感觉，而在另外一些情况下，他们完全不清楚其他人的挣扎。治疗师应该花些时间去感觉一下有多少慈悲心的存在，然后再决定用什么方式进行是最好的。

与评估临在很类似，接纳和慈悲的基本水平也很容易观察到：用非黑即白的语言进行尖刻地攻击，这很清楚地显示出低水平的接纳和慈悲。还有，承认差异——哪怕是在很小的方面——暗示着存在一定程度的接纳，以及具有更大的潜力的慈悲。此外，治疗师也可以通过提问，来更好地评估培养更大的接纳与慈悲的潜力。

用来探索接纳和慈悲的问题

- 当你在描述你和你的（伴侣、孩子、父母，等等）之间的差异时，其中有没有哪些，比起另外那些，是你更能接纳的？你是怎么做到的？

- 当你在倾听你的（伴侣、孩子、父母，等等）对这个情境的体验时，有没有任何的元素——无论它多么微小——是你能感到共情或慈悲的？

- 你能不能和你的伴侣（孩子、父母）分享一下，在这个困扰着他们的特点／行为背后，它对你和你的身份认同／梦想意味着什么？然后和其他人分享一下，听完这些之后，你能不能分享一些现在你更能理解的其他情景？

与生命的关系

个案概念化的最后一个领域是最微妙的，也是传统心理治疗中最不常见的：评估来访者与生命的关系。这个领域将灵性和人生哲学带进了治疗室中，对它们进行细致的反思，看看它们是如何塑造生命的品质及整体的幸福感的。基于正念，焦点领域分别有：

- 与痛苦的关系
- 人生哲学观和价值观

因为这些更难辨别，所以随着每一次新的对话，概念化的过程都在持续进行着、进化着。常常随着过程的演进，随着治疗师的提问，试着帮助来访者用语言来描述他们生命中的这些领域，来访者会越来越觉察到它们。

与痛苦的关系

在正念取向的疗法中独有的是，治疗师仔细地关注来访者们是如何在他们的人生中与痛苦建立关系的。传统的佛教心理学和更为现代的研究都确认了，个体对于痛苦的体验更多与他对情境的感知有关，而不是"客观"的事实。比如，在应对丧失时，视自己为被他人欺骗或被生命欺骗的人，比起可以欣赏曾经拥有过的好的部分的人，会承受更多的痛苦，后者能承认生活中的一切都是暂时的。所以，作为治疗师，在最初见到来访者时，了解一下来访者自己关于苦痛的故事会很有帮助。这种方法的变化形式是系统家庭治疗的一部分（理解家庭的认识论；Cecchin, 1987），也是叙事治疗的一部分（被问题浸透的故事；White, 2007）。以正念为基础的夫妻和家庭治疗继续着这个传统，并加入了佛教徒的洞察，即生命中大部分的苦都是可选的。

就如在第二章中所讨论的那样，佛教中的第一圣谛就是生命中有苦。但是，佛陀很快就指出，生命固然包括某种形式的苦，比如疾病、死亡、丧失和改变。然而，我们所体验到的大部分苦都是自己创造的，基于我们的"执着"和生命应该如何的信念。在传统心理学中所用的、对主要照料者的依恋（attachment），与佛教心理学中的执着（attachment）有着不一样的含义，佛教中的执着指的是我们没有帮助的、僵化的想法，关于我们想要从生活中得到什么的想法：一个送我们花的丈夫，一个在学校很成功的孩子，或者全家人一起玩乐。我们对这些执着（生活应该是什么样子的想法）越僵硬地抓牢不放，我们就会受到越多与它们有关的痛苦。比如，如果你坚持认为只有夸大的行动才能彰显真爱，那么当你的伴侣没能那样表现的时候，你就会受苦。很现实的是，我们都会有自己的偏好，并且无法从中逃离，但是对它们进行反思的能力，分辨哪些是必要的、哪些是不必要的能力，以及在满足这些偏好方面保持灵活的能力，都能极大地帮我们应对生活中的各种问题。

就好像减少执着还不够困难一样，更大的关系上的挑战在于，能够既不执着于自己的偏好，同时还能维持健康的界线。比如，如果伴侣中的一方在语言上或者肢体上有虐待，不执着的意思并不是遭到虐待的一方应该忠诚地接纳这种对待。相反，处理痛苦的正念的方法是，承认不公正已经发生了，认识到伤痛和情况的严重性，并且用善巧的慈悲来确保不要用虐待来报复虐待。在这样的情况下，接纳是避免否认以及天真的自我欺骗的关键，而且也许还包括终止一段关系。

从实践上来说，有两种方式来评估来访者对于痛苦的建构：（1）非直接地倾听来访者说的话，并且在适当的时候提问，请他们详细地述说，（2）直接询问来访者。

痛苦的建构：非直接评估

在某种程度上，对来访者进行的"痛苦建构的非直接评估"会自发地发生。一个来访者也许会说：

- "我／我们非得要应对这些，这似乎很不公平。"
- "我这么努力的工作，而现在看起来我的努力都白费了。"
- "如果……的话，生活就会好的。"
- "我／我们／她／他不值得被如此对待。"
- "如果我／我们／她／他没有做……的话，这些都不会发生。"
- "我／我们每件事情都做对了；事情结果变成了这样，这不公平。"
- "我不理解发生了什么。"

这些话，以及很多其他的评论都揭示出问题的建构，它非但没有减轻来访者对于痛苦的体验，反而还有所增加。来访者使用的建构逻辑有助于识别出用来探索他们个人逻辑的方向，让我们知道他们是如何感知自己的情境的。比如，如果有个来访者表达出一个信念：努力工作理所当然会带来好的结果，治疗师在治疗后期或许会鼓励来访者反思一下这个假设，并考虑一些更为实际的方法，比如重视过程，透过真诚地努力发展完整性，以及对结果保持开放。

痛苦建构的直接评估

在某些案例中，直接询问来访者如何理解他们所处的情境中的痛苦，这会有帮助。我发现，当痛苦的原因是某种形式的丧失（如死亡、离婚或者其他结束）时，这会特别有帮助，因为很多人假设，说一些显然具有悲剧性的话（比如，我母亲去世了）就足以解释他们所受的苦了。但事实上，在面对诸如丧失这样的痛苦时，有无数种受苦的方式。类似的，当来访者提出一些在更广泛的文化中通常被认为是"坏事"的事情时，比如"我抑郁了"或者"我遭到过虐待"，似乎说这些就足以解释他们所受的苦了。但是，合作式治疗师提议，邀请来访者描述独特而微妙的痛苦的建构——你母亲的去世是以什么样的方式让你感到受伤的，或者你是如何体验你的抑郁症的——这会为建构与问题相关的新意义提供无数个选择，这个过程被称为从对话内部理解（Anderson, 1997）。通过询问来访者的某个特定经验的具体轮廓，比如丧失、离婚、抑郁、焦虑，或者其他痛苦的来源，来访者开始组织语言，要么是说出来让别人听到，要么是在自己心里默默地说，而且这往往是他们之前没有做过的。

用于评估痛苦建构的直接提问和提示

- 你能更多地说一说，生气（抑郁、对抗，等等）对你来说是什么样的感觉吗？

- 在这些情况里，有很多事情会让人不安、愤怒、受伤，等等。什么让你特别地不安、愤怒或受伤呢）？

- 在这个情形中，什么让你受了最大的苦？在这个情形中，什么让别人受了最大的苦？

例如：

治疗师：你说自己被诊断为抑郁症已经有快20年的时间了。你能更多地说一说抑郁，而且抑郁了这么久，是什么样的感觉吗？【治疗师对痛苦的独特体验感到好奇，于是能更好地理解来访者对它的建构。】

来访者：嗯，我一直都抑郁。还有什么可说的呢？那很糟！

治疗师：因为抑郁而"很糟"会有很多的方式：对有些人来说，是不停地哭；对其他人来说，他们感到生活好像失去了色彩；对另一些人来说，他们或许感觉就像是陷在了一部很糟糕的电影里。我很好奇抑郁对你来说是什么样的？【治疗师重新表述问题，

通过提供更详细的提示，帮助来访者进入一个反思的位置。】

来访者：我过去从来没有这样想过。我猜……【停顿】……我猜那感觉就像是内在已经死了。我不哭，也不生气，就好像我被一块厚重的悲伤的毯子闷得透不过气来。太难过了，以致都感觉不到难过了。是的，就是这样。难过得甚至都感觉不到难过了。

治疗师：太难过了，以致都感觉不到难过了。你能再多说一点吗，难过得甚至都感觉不到难过是什么样的感觉？【治疗师把正念的关注带给来访者对于痛苦的描述，强调来访者的用语，然后询问更详细的描述。】

来访者：什么都没有——没有生命。很安静，但是得不到安宁。

治疗师：听起来你在这个地方很无助【治疗师开始概括来访者对于她的痛苦的构建，这些因抑郁而产生的痛苦。】

来访者：是的。好像我什么都做不了。它太大了，太广了。它无处不在。

治疗师：你对于这份悲伤是从何而来的有没有什么感觉？还有它是怎么达到了太过悲伤以致你都感觉不到悲伤的程度的？【治疗师继续描述来访者是如何建构她的痛苦的。】

来访者：我想这是从我大学三年级的时候开始的，当时我高中时候的男友——我原以为会结婚的那个人——和我分手了。我没有完成研究生院的申请，因为我当时不知道在那之后我还想要什么。于是，我接受了当时出现的第一份工作……

　　这个过程会帮助来访者和治疗师更好地理解痛苦，也能帮助来访者与痛苦建立关系。这种探索性的"评估"对话可能会显著地重塑来访者的理解，并且帮助她发展出一种在自己的人生中更为通达的态度。

在关系情境中建构痛苦

　　在与夫妻和家庭一起工作时，识别出他人的行为和语言是如何对其他人造成痛苦的，这一点会特别有效，因为它常常会促进更多的理解和共情："当他／她说……的时候，什么特别伤人？"当夫妻和家庭感到足够安全，可以开展这些更为脆弱的对话的时候，治疗师必须小心地探索这些建构，来访者们需要互相帮助，来清晰地表达出这些事情之所以很痛苦的背后的意义，并反思这种对痛苦的建构是如何彼此交织在一起的。所以，经常出现的情况是，尽管各方的立场截然相反，但是所体验到的感受却是惊人地相似：被拒绝、孤独、不受尊重以及被疏远。

用来帮助夫妻和家庭理解痛苦建构的提问

- 你说过，当你的伴侣（父母、孩子）说或者做了……的时候，那会让你很不安。你能说说在这件事情里，最让你感到痛苦的是什么吗？

- 他／她说的关于你或者你们的关系的什么似乎是最让你感到不安的？

- 听了你们各自在这些互动中是如何受苦的之后，有没有哪些模式或主题变得更清晰了？

人生哲学和价值观

当来访者开始探索他们与痛苦的关系时，这个对话就会自然地转变为澄清他们的人生哲学和价值观。当人们开始更能觉察到自己与痛苦的关系的时候，这些议题就会很快浮现到前景之中。有一点很快变得清晰起来，即人们可以选择如何与生命中痛苦的经验建立关系、如何看待它们、如何建构这些经验，而且这些选择与我们所受的苦的程度直接相关。Hayes 等人（1999）已经把价值观——有意识地选择我们在生活中想要什么、选择我们的立场——定位为接纳与承诺疗法的中心。他们强调，价值观决定了我们选择的行动，而且那不像是个目标，因为它永远也不会完全地实现或满足，但是它们却总能左右我们所做的选择。比如，选择重视婚姻中的情感亲密，这会让人们持续地选择滋养并深化亲密关系——甚至在这些选择让人感到不舒服或很有挑战性的时候——
而不是一个结束时的状态或最终的终点。Hayes 等人强调，基本上我们
所做的每一个选择都受到了我们的价值观的影响——让这个过程更有
意识，能帮助来访者选择那些能使他们根据自己的价值观来生活的行
为。培养一种对这些价值观清晰且具有一致性的承诺，这是接纳与承诺
疗法的核心过程。

　　Gottman（1999）从他近40年的研究中得出了这样一个结论，成功
的婚姻中有一个基本的元素，就是他们创造出一种微文化，使双方都能
追求各自的希望和梦想。他解释道，他们通过创造共享的意义来做到这
一点，强调在这一点上，"每个人都是存在主义哲学家"。人类无法没有
自己的人生哲学，人们依据自己的人生哲学来解读他们生活中的事情，
并做出选择来回应这些事情。所以，夫妻和家庭可以通过公开地谈论这
些价值观、希望、梦想和哲学而获益，这些塑造着他们关系的文化，也
常常是挣扎与联结的一部分，定义着当他们在一起时，他们是谁。

　　这些议题最终会导向灵性的问题，我对灵性的定义很宽泛，即来访
者如何概念化他们与生命、上帝、宇宙、神，或者与比他们自身更大的
存在的关系（Gehart，2010）；它与宗教不同，宗教是一套人们皈依的、
更为正式的信仰和实践。在请来访者描述他/她的灵性取向时——自己
与生命的关系——他们很快就会揭示自己的存在哲学：个人的生命有
没有一个更大的背景？人生意义是什么？尽管这些问题常常在现代媒
体中被嘲弄，但每个人对这些问题的回答显然会反映在他们对生命的
情绪反应上，反映在他们所做的选择上，以及他们如何与他人建立关系
上。尽管通常这不会是治疗安排中的第一项，但是在治疗过程中的某一
刻，开始辨别并反思来访者的、夫妻的或者家庭的那些从未探讨过的人
生哲学，这会在一个根本的层面打开一扇通向转化的大门。

反思人生哲学的问题

治疗师可以用以下的一些问题来评估来访者的人生哲学和灵性，看看他们是传统型的还是非传统型的：

- 你相不相信存在上帝或者某种形式的智能，他们组织着宇宙？如果有的话，这个存在 / 力量对哪类事情具有控制力？

- 如果不存在上帝，那么宇宙是依据什么法则运作的？事情为什么会发生？或者生命是完全随机的？

- 人类存在的目的和意义是什么？这对于人应该如何生活会带来些什么？

- 有什么原因需要我们对他人友善吗？对自己呢？

- 过日子有哪些理想的和现实的方式？

- 为什么"坏"事会发生在"好"人身上？

- 你相不相信事情的发生都是有原因的？如果是的话，是什么原因？

- 这个人是否属于某个宗教社团或者灵性圈子，可以互相提供灵性的支持、鼓励，以及某种形式的指导？（Gehart，2010）

辨别出总体的人生哲学有助于澄清来访者的价值观，今后这些可以用来帮助来访者采取行动。接纳与承诺治疗师（Hayes 等人，1999）帮助来访者辨别他们人生中九个领域的价值观，并引导来访者经历一个辨别、操作并为价值观排序的过程。这个方法的核心是帮助来访者修通自己的障碍，这些障碍使他们无法经常做出与自己的价值观相符的选择。

识别价值观

1. **婚姻／夫妻／亲密关系**：描述一下你在自己的亲密关系中想要成为什么样的人？在这些关系中你的立场是什么？

2. **家庭关系**：描述一下作为哥哥（姐姐、弟弟、妹妹）、孩子或者父母，你想要表现出什么样的品质？

3. **友谊／社会关系**：描述一下作为一个好朋友，你的立场是什么？

4. **职业／工作**：描述一下你理想的工作，以及它为什么吸引你。你现在所选择的工作是如何体现出你的价值观的？你想要成为什么类型的专业人士、工人、同事以及老板？

5. **教育和个人成长与发展**：描述一下你想要追求哪种类型的教育和专业培训，为什么这对你很有意义？

6. **娱乐／休闲**：描述一下你想要的娱乐生活，为什么这些活动对你有特别的意义。

7. **灵性**：描述一下你想要如何与比你更大的存在联结——无论是通过正式的宗教还是个人的一套信仰。在生活的这个领域里，什么价值观对你来说是最重要的？

8. **公民**：描述一下你打算如何参与到你的社区里，以及你想要做出什么样的贡献。

9. **健康和幸福感**：在维持你的健康和幸福感方面你有些什么价值观，包括睡眠、饮食、锻炼、物质使用、冥想，等等。

当来访者已经辨识出与自己的人生哲学有关的价值观，他们就可以定下一两个首要的领域作为改变的目标。焦点并不在于实现某个特定的最终状态（如，永恒的罗曼蒂克爱情），而是通过学习如何善巧地应对妨碍自己做出选择的障碍，来持续地依据自己的价值观做出选择（比如，选择捷径，或者迎合自己所认为的别人的期待）。

目标设定和治疗计划

重新定义心理健康

在把正念和接纳整合到治疗中去时，最重要的转变就是，治疗过程的总体目标不再是减轻症状，而是发展出一种人生哲学，采取具有一致性的行动、能够支持幸福的行动。具体而言，正念取向的方法把心理健康定义为同时具备以下两个方面：

1. **正念地呈现宁静**。正念地拥抱"如其所是"（what is）的能力，更优雅地面对人生中的起伏
2. **慈悲**。向生命固有的痛苦打开心的能力（Gehart & McCollum，2007）

刚开始，这些听起来似乎并不是很激进的新想法，但是一旦开始实践，它们就会显著地改变治疗的总体目标和基调。当心理健康的定义是具有更高程度的宁静与慈悲时，治疗过程就不会再把问题当作需要解决、扫除或者尽快从来访者的生活中赶走的东西了。在这一点上，正念取向的治疗师也驳斥相当流行的这种希望，即只要有足够多的治疗、自助书籍、美容以及很酷的东西，就能够实现一种几近完美的状态和持久的幸福——人可以以某种方式逃离生命固有的苦。在很多方面，治疗师这个行业也参与共谋了这样一个神话，即暗暗承诺"修好"和"治好"苦痛；如果我们声称能"治疗"情绪和关系上的问题，那么从逻辑上来讲，来访者就可以期待，当他们"成功地"完成了治疗之后，就不会再体验到这种痛苦了（Gehart & McCollum，2007）。

具有讽刺意味的是，如今很多的苦是因为人们普遍具有的一个幻想所导致的，即别人受的苦更少——那些拥有完美的家庭、更多钱、很酷的工作、灵巧的装置、成功的孩子、美丽的身体，或者说，那些在围

栏另一边的人。所以，很多关于生活应该如何的僵化执着都是来自于误解，错误地认为对生活抱有某些期待是很合理的。不幸的是，很多人错误地把童话和好莱坞的美好结局当作了人生的模板，也期待自己的生活会是那样。很多人会坚定地否认自己追求完美，但是如果你仔细观察就会发现，他们多年来折磨着自己，想要实现自己也知道是不可能的事情。比如，我和很多人工作过，他们在年轻的时候心碎过，从那之后就再也不敢完全地信任，害怕这样的脆弱会把他们压碎。类似的，很多成年人仍然对父母心怀怨恨，也许父母曾经偏爱过某个孩子。在这些情况里，"如果"某些人做了某些事，那么痛苦原本是可以避免的。宁静就是优雅地如其所是接纳的能力，哪怕事情不完美或者不理想，因为人生中很少会有那样的完美和理想。慈悲是一种能力——始终让心敞开，拥抱我们每个人都具有的人性与不完美。

宁静

宁静（Equanimity）指的是在人生的起起伏伏中优雅前行的能力。翻译为治疗目标的话，它的意思就是，当来访者成功地处理、管理，并且以某种方式解决了某个特定的议题时，这个工作并没有结束。相反，治疗目标是要帮助来访者培养一种更大的能力，去优雅地回应人生的下一个挑战，同时保持情绪上的临在和投入。最终，培养宁静涉及发展出一种人生哲学，它基于这样的假设：人生中会有不断的起起伏伏，它们主要是对个人的态度和感知的回应，而不是试图创造一种没有问题的生活（或其他对应的事物）。除了不再那么充满热情地投入到消费主义社会的神话——只要有足够多的钱就能买到幸福——中去之外，这种人生哲学也会渗透到个人生活中的各个领域中去——从关系到职业选择，还有娱乐活动——最终构成一种在工业社会中相对少的那部分人会去追求的生活方式。

慈悲

佛教心理学家说，慈悲心是心理健康的核心。他们的言论已经得到了越来越多研究的支持，这些研究主要是关于安全型依恋在成年人的个人生活以及关系的幸福感中的重要性（Johnson，2008；Siegel，2010b）。慈悲让心打开，并且把个体与生命和他人联结起来；没有它，生活很快就变得空洞。所以，在事情变得困难时仍然保持与他人在情绪上的联结，这是宁静的一个延伸，它也成为了这个过程的长期目标。

治疗计划

治疗——就像人生中的大部分事情一样——很少会依计划发生。尽管如此，治疗计划在治疗中还是会有帮助，因为有些时候，事情确实会在某种程度上依计划进行。更为重要的是，治疗计划帮助临床工作者更充分地理解来访者的处境，从而发展出一个具有连贯性的、最适宜、也最能有效帮助来访者的提案。无论治疗有没有根据计划执行，制定计划的思考过程对于探讨意料之外的事情总是有帮助的。

在以下内容中，你会看到三个治疗计划模板，用于对夫妻、家庭和个体开展在这本书中所描述的、正念取向的治疗。这些模板可以依据每个来访者的需要和目标做修订。如果你在整合个案概念化和治疗计划方面是新手，那么你或许会想要阅读更多的相关书目（Gehart，2010，2012）。

夫妻治疗计划模板

大部分的夫妻是因为不满意的互动来寻求治疗，那些互动的形式常常是争吵或者"缺乏沟通"。以下治疗计划是一个模板，帮助你开始为来访者量身定制一个计划，用来与想要改善彼此的日常沟通和关系的夫妻开展工作。

开始阶段

治疗任务的开始阶段

1. 与夫妻双方都发展出强大的治疗关系。

    干预

    a. 用正念的治疗性临在来创造一种安全感和不评判的氛围。
    对双方的视角和经验都表现出慈悲。

    b. 询问并尊重夫妻双方的价值观，特别是与性别、性取向、宗教和
    文化动力以及文化差异有关的。

2. 进行个案概念化，用以指导治疗。

    干预

    a. 辨识每一个来访者与自己的关系以及正念体验的能力。

    b. 辨识夫妻之间与他们现有的问题有关的心不在焉的互动模式。

    c. 辨识人生哲学和与痛苦建立关系的习惯模式

开始阶段来访者的目标

1. 提升对关系和人生进行正念的体验和"如其所是"接纳/慈悲的
    能力。

    干预

    a. 介绍在会谈中以及在家中进行的慈爱冥想练习。

    b. 在会谈中讨论有问题的互动时使用协助下的正念觉察。

2. 提升对伴侣之间心不在焉的互动模式的觉察，以及对每个人如
    何体验这个模式抱有慈悲。

    干预

    a. 正念观察、协助下的正念对话以及在整个循环中追踪系统性的互
    动模式。

    b. 深入聆听来帮助夫妻修通陷入僵局的议题。

    c. 布置回家作业，来追踪循环以及他们在两次会谈之间对于循环的

体验。

工作阶段

工作阶段的治疗任务

1. 监察与两位来访者的治疗联盟，来确保联盟的平衡性。

   a. 直接询问并观察两位来访者在会谈中的安全感，以及是否与治疗师有同样的联结。

工作阶段来访者的目标

1. 打断并重新构建心不在焉的互动模式，用正念有意识地选择回应方式。

   干预

   a. 正念地"运行一遍"有问题的互动模式，来辨识情绪、期待以及通常不会说出来、但是加剧着这个循环的对事情的解读。

   b. 在对话出现困难时介绍正念的停顿。

   c. 与夫妻共同合作，选择并整合正念的沟通策略，来转变问题模式。

2. 提升在情绪上临在的能力和对伴侣的慈悲。

   a. 帮助夫妻发展在家里有规律地进行慈爱冥想练习（开始的时候每周五天，每天5分钟）。

   b. 在会谈过程中开展慈悲地人生回顾的引导式冥想。

   c. 深入聆听，以帮助伴侣之间互相理解和支持。

   d. 正念的性与亲密，以促进更多的肢体及情绪上的亲近感。

3. 减少对个人身份与关系建构的僵化的执着，提升角色的灵活性和流动的、演进的自我感。

   a. 正念地观察自己的念头和感受，也了解伴侣对于关系性互动的体验。

   b. 如其所是地拥抱自己和伴侣的"人"和"事"。

   c. 发展"对无知的擅长"以及增加对于不明确的事情的忍耐力。

d. 探索对于非暴力语言的承诺。

结束阶段

结束阶段的治疗任务

1. 发展治疗结束后的关怀和维护计划。

    干预

    a. 讨论现实的正念及接纳技巧，是伴侣双方都有动力使用的，能够继续在关系中注入慈悲，并且辨识出潜在的问题。

结束阶段来访者的目标

    b. 通过学习降低对结果的执着来减少"不必要的痛苦"，增加宁静并且向"如其所是"敞开。

    干预

    a. 提升与关系中的挑战"交朋友"的能力，把它作为一种深化对伴侣正在成为的这个人的爱的方式，并在任何一个时刻都如其所是地拥抱他们生命中的事物。

    b. 基于夫妻前来接受治疗时想要解决的问题来帮助夫妻培养智慧和慈悲。

2. 通过清晰地表达共同的人生哲学和价值观来增加关系的紧密度，为关系提供基础。

    干预

    a. 协助夫妻开展爱的对话，来探索并重新定义爱、爱的目的和如何表现出爱。

    b. 发展出一套容易维护的练习和仪式，来鼓励对彼此的、持续的慈悲和情绪层面的临在。

家庭治疗计划模板

大部分前来寻求治疗的家庭都是在寻找协助，解决有问题的互动模式：亲子之间的争吵，或者父母抱怨孩子"就是不在乎"。正念和接纳的实践在创造更大的和谐方面很有帮助，正念可以提升专注度，慈悲对于有孩子被诊断为注意力缺陷及多动障碍（ADHD）或者其他行为问题的家庭特别有好处（Zyowska，Smalley，& Schwartz，2009）。以下的治疗计划是为想要在家里改善自己的互动模式的家庭设计的。

开始阶段

开始阶段的治疗任务

1. 与所有家庭成员发展治疗关系

   干预

   a. 用治疗性临在来创造一种安全感和不评判的氛围，用顽皮来与孩子进行联结。

   b. 对所有家庭成员的视角和经验都表现出慈悲，也包括常常显得不太符合逻辑的年幼的孩子。

   c. 询问并尊重家庭成员的价值观，特别是基于文化、性别角色、宗教信仰和其他或许是家庭动力核心的多元化的动力。

   d. 尊重家庭中与年龄和文化有关的代际界线。

2. 进行个案概念化，以此来指导治疗。

   干预

   a. 辨识每一个家庭成员与自己的关系以及正念体验情绪与念头的能力。

   b. 辨识家庭中与他们现有的问题有关的心不在焉的互动模式，特别注意父母之间、父母与孩子之间的情绪同频，以及符合年龄特点的亲子之间的等级关系。

   c. 辨识人生哲学和与痛苦建立关系的习惯性模式

开始阶段的来访者目标

1. 提升每个家庭成员正念的体验和"如其所是"接纳/慈悲的能力。

干预

　　a. 向全家人介绍在会谈中以及在家中进行的户外冥想和慈爱冥想练习。

　　b. 在会谈中促进亲子之间的情绪同频。

　　c. 在讨论他们在会谈中的体验时，邀请家庭成员用正念的觉察来描述他们的体验。

2. 提升每个家庭成员对心不在焉的互动模式的觉察，以及对每个人如何体验这个模式抱有慈悲。

干预

　　a. 促进正念的沟通，来追踪整个循环中的心不在焉的互动模式。

　　b. 布置回家作业，用来追踪循环以及他们在两次会谈之间对于循环的体验。

　　c. 对年幼的孩子，用木偶表演与其他家庭成员交换角色，来提升觉察。

工作阶段

工作阶段的治疗任务

1. 监察与每位家庭成员的治疗联盟，来确保联盟的平衡性。

　　a. 直接询问并观察每位家庭成员在会谈中的安全感，以及是否与治疗师有同样的联结。

工作阶段的来访者目标

1. 打破并重新构建心不在焉的互动模式，用正念有意识地选择更有效的回应方式。

干预

　　a. 正念地"运行一遍"有问题的互动模式，来辨识情绪、期待以及通常不会说出来但是加剧着这个循环的对事情的解读；对年幼的孩子使用木偶——或者只是为了增加一些乐趣。

　　b. 在对话出现困难时介绍正念的停顿；对于更小的孩子，得由父母主动提出。

    c. 与家庭成员共同合作，选择并整合正念的沟通策略，来转变问题模式。

2. 提升在情绪上临在的能力，和对家庭成员的慈悲。

    a. 帮助家庭成员在家里有规律地进行慈爱冥想练习以及摇摆正念（rocking mindfulness）（开始的时候每周五天，每天5分钟）。

    b. 介绍慢慢地进入当下时刻的练习，来增加家人相处的时间，免受外界事物的分心，并允许父母和孩子更全然地对彼此临在。

    c. 深入聆听，帮助家庭成员之间互相理解和支持彼此的需要。

    d. 迷你正念练习，创造有规律的同频与联结的时间。

3. 减少对个人身份、刻板印象与关系建构的僵化的执着，提升角色的灵活性；发展流动的、演进的自我感。

    a. "如其所是"地叙事，来帮助孩子们发展出更多情绪的觉察和与父母的沟通。

    b. 正念地观照自己的念头和感受，并且了解每个家庭成员在关系互动中的体验；孩子可以用绘画来表达。

    c. 拥抱每个家庭成员的"人"和"事"以及他们在家庭里的角色；对小孩子，用绘画来说明不同的"身份"。

    d. 发展"对无知的擅长"以及增加对于不明确的事情的忍耐力；对小孩子，用绘画来说明。

结束阶段

结束阶段的治疗任务

1. 发展治疗结束后的关怀和维护计划。

   干预

    a. 讨论现实的正念及接纳技巧，是家庭成员都有动力使用的，能够继续在关系中注入慈悲，并且辨识出潜在的问题。

结束阶段的来访者目标

1. 通过学习降低对结果的执着来减少"不必要的痛苦",增加宁静
   并且向"如其所是"敞开。

   干预

   a. 提升与关系中的挑战"交朋友"的能力,把它作为一种深化对家庭
   成员正在成为的这个人的爱的方式,并在任何一个时刻都如其所
   是地拥抱他们生命中的事物。

   b. 基于家庭成员前来接受治疗时想要解决的问题来帮助夫妻培养智
   慧和慈悲。

2. 通过清晰地表达共同的人生哲学和价值观来增加家庭关系的紧
   密度。

   干预

   a. 协助家庭成员探索并重新定义爱、爱的目的和如何表现出爱。

   b. 发展出一套容易维护的练习和仪式,来鼓励对彼此的、持续的慈
   悲和情绪层面的临在。

个体治疗计划模板

根据"物质滥用及精神卫生服务管理部门"2008年开展的"美国药
品使用及健康调查"所得到的结果,在寻求心理健康治疗的人中,有
74%的女性、65%的男性和86%的超过50岁的人被诊断为抑郁症,因
此抑郁症成为了到目前为止美国最为常见的心理健康问题。大部分经
历着抑郁症的人都报告有关于关系的担忧,这些担忧要么是触发点,要
么是抑郁导致的结果:人们很难在不影响到自己的关系的情况下经历
抑郁。以下的治疗计划是为了帮助你为来访者量身定做治疗计划而设
计的,用正念和接纳的方法来治疗抑郁、焦虑等相关的症状。

开始阶段

治疗任务的开始阶段

1. 发展一个温暖有效的治疗关系。

   干预

   a. 用正念的治疗性临在来创造一种安全和不评判的氛围。

   b. 对来访者的视角和经验表现出慈悲。

   c. 询问并尊重来访者的价值观,特别是与文化、性别、性取向、宗教、社会经济阶层以及其他多元化有关的方面。

2. 进行个案概念化,以此来指导治疗。

   干预

   a. 辨识来访者与自己的关系以及正念体验的能力。

   b. 辨识来访者与他生活中的重要他人之间心不在焉的互动模式。

   c. 辨识人生哲学以及与痛苦建立关系的习惯模式。

开始阶段来访者的目标

1. 提升对(症状)是如何促使他们回避(具体的经验、念头或情绪)的觉察。

   干预

   a. 在会谈中,正念地体验来访者透过症状而回避的念头与情绪。

   b. 布置家庭作业,追踪症状的起伏,来更好地理解它们是如何被用于逃避痛苦体验的。

2. 提升基本的正念体验与"如其所是"接纳/慈悲的能力。

   干预

   a. 向来访者介绍呼吸冥想,既在会谈中、也在家里使用。

   b. 当讨论到日常生活中的问题时,邀请来访者用正念的觉察来描述经验。

工作阶段

工作阶段的治疗任务

1. 监察与来访者的治疗联盟,来确保持续地联盟。

　　a. 直接询问并观察来访者在会谈中的安全感。

工作阶段来访者的目标

1. 提升对先前所回避的、与(症状)相关的念头、情绪、感受、活动等的正念觉察。

　　干预

　　a. 在会谈中引导对所回避的念头、情绪以及与症状相关的正念体验。

　　b. 与问题交朋友的对话,来发展与痛苦的念头和感受的、好奇的关系。

　　c. 发展一个常规的、在家进行的正念练习。

　　d. 记录与正念练习相关的日记。

2. 提升对来访者生活中其他人的接纳和慈悲。

　　干预

　　a. 交替练习慈爱冥想与在家进行的正念冥想。

　　b. 在会谈过程中探索与其他人的互动模式,来辨识出需要更多慈悲与接纳的领域。

3. 减少对个人身份与关系建构的僵化的执着,提升角色灵活性和流动的、演进的自我感。

　　a. 正念地观察自己的念头和感受。

　　b. 拥抱自己与生活中的"人"和"事"。

　　c. 发展"对无知的擅长"以及增加对不确定的事情的忍耐力。

结束阶段

结束阶段的治疗任务

1. 发展治疗结束后的关怀和维护计划。

   干预

   　a. 讨论来访者有动力继续使用的、现实的正念和接纳技巧，并且能

   　　在潜在的问题开始出现之前就用它来进行辨识。

结束阶段来访者的目标

1. 通过学习降低对结果的执着来减少"不必要的痛苦"，增加宁静

   并且向"如其所是"敞开。

   干预

   　a. 提升与挑战"交朋友"的能力，并在任何时刻都如其所是地拥抱生

   　　命中的事物。

   　b. 基于来访者前来接受治疗时想要解决的问题来帮助他 / 她培养智

   　　慧和慈悲 。

2. 提升人生哲学和价值观的清晰度以及对它们的承诺。

   干预

   　a. 协助来访者定义并承诺于符合文化和个人生活的人生哲学和价值

   　　观。

   　b. 发展出一套容易维护的练习和仪式，来鼓励日常生活中的正念和

   　　接纳。

组合到一起

正念取向的治疗师是关系性的治疗师，他们把注意力集中在三个核心的关系上，这些关系独一无二地定义着每个人的生活：与自己的关系、与重要他人的关系以及与生命的关系。通过关注这三个关系，治疗师在多个层面对来访者的处境进行概念化，也更能辨识出如何最好地协助他们。在每个层面常常都能发现同样的模式和主题。比如，在与自己的关系、与他人的关系和个体从生命中得到什么这三方面中，都会频繁地出现对完美的追求。这个个案概念化的过程自然地导向发展整体的、连贯的治疗计划，它关注一个人生活中个人的、关系的和灵性 / 哲学的方面。尽管很少有用于治疗的简单直接的路线图，但是这些计划帮助治疗师在脑海中保有一个大图景和最终目标，于是治疗过程具有动力，也就能沿着正确的方向前进。

| 第六章 |

在治疗中教授正念练习

困难的部分

当大部分人听到以正念为内容的治疗时，都会假设要做很多的冥想。其实有时可能是这种情况，有时不是。我发现，让普通的来访者（或者学生）有规律地练习一定时间量的正念是很有挑战性的。事实上，我只作选择性的介绍：（1）对那些想要有规律地练习、又不想增加太多压力的来访者；（2）在他们可能有动力做正念的时候向他们介绍。对我们大部分人而言，正念最大的挑战就在于腾出时间持续地练习，这也是对很多人来说无法逾越的一个障碍，特别是那些寻求专业的心理健康服务的人。幸运的是，除了规律练习之外，来访者还有很多其他从正念练习中获益的方式。然而，这一章是写给那些已经几乎准备好了、最有意愿尝试正念的来访者的。

与夫妻和家庭进行的正念练习

比起与个体的来访者进行工作，通常让夫妻和家庭建立起有规律的冥想练习习惯会更容易（也许是夫妻和家庭工作中唯一更容易的事情）。为什么呢？简单说来，就是同伴压力。最成功的、教正念的课程，如正念减压疗法和正念认知疗法，都是团体治疗方法。当我开始试着向个体的来访者教正念时，我很快就意识到为什么这些成功的课程都用团体的形式。不仅仅因为这是成本效益最高的，也因为它创造出一种强大的动力和联结，帮助来访者们持续地练习。对大部分人而言，正念冥想是一次孤独的追求，没有什么看得见摸得着或立刻就能实现的益处，特别是在刚开始的时候。人们并不认为这种孤独很有价值，在某些情况下，在我们这个总在运行中、连接中的时代，它甚至会被嘲笑。哪怕其好处在当下就很明显，和我一起工作过的很多学生和来访者仍然会说，他们很难挤出时间或找到动力来做这件事，因为在一天有限的时间里，有那么多需要优先考虑的事情在竞争着空出来的档期。然而，当你每个星期都要向一个群体汇报自己的进度，同时知道在这个星期里，有一群志同道合的人在和你一起练习时，很多人发现这会让他们更容易把正念练习列为优先事项。

和伙伴或者家庭成员一起练习正念确实会创造出练习的动力和责任感，与团体类似，但是其动力却不尽相同。所以，很多家庭和夫妻——比起个体单独练习——更能够成功地创造出一套练习的习惯。对大部分人而言，家里有一个练习小组能够确保更有规律的练习。和你爱的人一起练习独有的挑战在于，会出现关系性的动力。比如，在夫妻之间，通常有一方会比另一方更投入于练习之中，这导致对方感到"有压力"。类似的，有些父母用逆反心理的策略，而不是让正念冥想练习更有趣，这就会有一些让孩子失去兴趣的风险。然而，在我的经验中，如果治疗师设置的练习合约很好，发展了一套适度的、现实的计划，而且所有的家庭成员或夫妻都相信计划是可行的，那么通常练习就会进行得很好。

向来访者介绍正念

治疗师如何向来访者介绍正念会在很大程度上影响他们实际上会不会去练习。在与那些不属于某个团体背景（如，个体、夫妻或者家庭治疗）的来访者一起工作时，在对正念练习做技术性介绍之前和之后都有几个步骤。以下的概要将会聚焦在夫妻和家庭治疗上，但是也能很容易地应用到个体来访者身上。邀请来访者练习的步骤包括：

1. 辨识需要和兴趣
2. 强化动机
3. 介绍练习
4. 制定练习计划
5. 预期练习的障碍
6. 微调和跟进

辨识准备程度和兴趣

辨识准备程度

有一句格言，叫做"只有傻瓜才会急于冒进"，它是爱情中的真理，也是正念训练的真理。要知道一个人练习正念有多长时间了，就是看他在向别人介绍正念时的热切程度，以及他们假设对方会在练习时多么地喜欢正念。我不得不警告我的学生们，不要冒然前进，试图让每一个来访者都去尝试正念，哪怕他们的很多议题都已经被证明是很适合正念的。不管怎样，持续的练习能让这份仓促缓和下来。它不是个容易的练习，需要纪律性，而且它的收益率比起现代生活中的很多事情都不是那么令人满意，如电视、冰激凌、一杯葡萄酒，或者吃片药。所以，治疗师需要一种方法来介绍正念，带着巨大的谦卑和放低的期待。

首先，正念练习并不适合每个人或者每个问题。所以，治疗师应该避免把它推荐给每一个走进门的来访者。相反，很重要的是，治疗师要为某个具体的来访者、夫妻或者家庭建立起一套潜在的、具体的正念练习的需要以及收益。比如，在危机期间开始正念练习通常是没有帮助的——它主要会让人感到挫败，而且增加了一种无助感。如果夫妻和家庭有剧烈的冲突，并且有长期的模式——将对方说的或者做的每件事情都当成一种攻击，那么他们有可能也会就正念这件事情争吵。这里有一些常见的、做正念练习准备的指标和反指标；这个清单并不绝对，在不同的来访者身上也可能会有极大的不同，但是这些应该就可以让你起步了。

正念练习准备程度的常用指标

- 在现有的问题上已经挣扎很久了，已经感到厌烦或者挫败，并且有强烈的想要解决问题的愿望。
- 在治疗中问"我该怎么办"的问题。
- 有强烈的意愿想要避免精神科药物。
- 夫妻或家庭能够就想要改善关系的共同目标达成一致。
- 夫妻或家庭总体上能够在治疗中承认对彼此的正面感受。
- 曾有过灵性方面的练习或积极的练习史。

常见的正念练习准备程度反指标

- 目前正处于危机或者混乱的情境中。
- 对问题或解决方法缺乏所有感（ownership）。
- 在夫妻或家庭中有高度的冲突。
- 感到极其耗竭或者被淹没感。

●精神病阳性症状、躁狂，或者创伤的症状（尽管有这些症状的来访者
有可能从正念中获益，但治疗师在对这些人群使用正念前应该接受良
好的训练，并且谨慎为之）。

询问兴趣和意愿度

当治疗师识别出一个可能已经准备好做正念的来访者时，我推
荐合作式的工作方式，邀请来访者一起来考虑这个主意（Anderson &
Gehart，2007）。在邀请来访者学习正念或恢复正念练习时，需要做到让
它真的只是一个邀请，来访者感到可以自由地拒绝。创造压力的方式无
法帮助任何人开始一段有意义的练习。当来访者说他们想学的时候，我
总是会用一种轻微的惊讶感来回应，比如："哇哦，好的。如果你感兴趣
的话，我确实可以帮助你学习冥想。现在这个时机好吗？"以这样的方
式为他们再提供一次机会，用来提问、推迟或者变卦。

对治疗师而言，评估兴趣的诚实度和意愿程度是很有挑战性的一
个部分，因为任何一个有训练背景，能够教来访者正念的治疗师都会为
他们做这个练习投入很多，于是不可避免地，他们会过于用力地催促他
们。所以，我高度推荐一种多多少少有些怀疑的、悲观的姿态，至少在
内心要是这样的，这样治疗师就会少一些把自己对正念的热情投射到
来访者身上的可能。治疗师需要觉察到，他们自己的兴趣也是时高时低
的，所以来访者也可能随着时间的过去而改变主意。

强化动机

在一个以正念为基础的团体中学习正念，与在一对一的治疗中学
习正念，两者的区别在于动力和支持。在一个以正念为基础的团体中，
来访者很大程度上知道自己报名参加的是什么：正念。他从第一天起就
有一个很清楚的期待，正念会涉及冥想，而且在这一点上有一个强大的
社区支持。然而，在门诊治疗中学习正念——无论是个体治疗、夫妻治

疗还是家庭治疗——都要求治疗师夯实练习的动力，特别是对那些除
了治疗师之外没有别的支持的来访者，但是哪怕是有一些支持的家庭
和夫妻，其支持程度也常常是比团体情境下的支持要小。

我建议，当来访者已经明确表达了真诚的兴趣与愿望，想要学习
正念来帮助自己当下的问题时，治疗师在仓促教他们实际的正念技巧
之前，先要强化这个动机。总体而言，从正念中获益的主要障碍在于不
能有规律地练习，而不是练习技巧不恰当。所以，我发现最好是从这里
入手。因为正念的练习几乎与大部分西方的文化和价值观都是背道而
驰的，为了从正念练习中获益，需要有巨大的动力，而不只是随随便便
的好奇心。就其精髓而言，请来访者在某段时间内有规律地做正念练
习——其核心——就是请他们对自己的生活方式做一次重大的改变，
变得与现在生活不那么一样。所以，治疗师与来访者就此展开的对话在
职责上也需要能够反映出或认识到这一点。

实际上，我开始的时候会告诉来访者这个练习本身并不难，但是每
天持续花上5 ~ 10分钟的时间就很难了（更不用说推荐20分钟以上了）。
通过强调挑战在于腾出时间去做，治疗师就把来访者的焦虑从他们能
否"做好"转变成他们究竟会不会去做，就我自己谦卑的估计，在学习
的早期阶段，拥有这样的焦虑会更有生产力一些（我是一个现实主义
者，相信无论如何总会有些焦虑的）。所以，我试着想要生成的动力，不
在于是否练习，而是培养更大的动机，于是最终发展出一种承诺，使来
访者可以在一段时间内相对有规律地做这个练习。尽管所有的人都是
不同的，但是我通常会用一两种主要的激励因子——科学和比喻。

感动人们的科学

我总是尝试从激励的正面形式开始，基于趋向价值的激励而不是
基于恐惧的策略；研究总体上显示，就长期而言这种目标的效果最好。
很感恩的是，正念研究已经识别出了很多正面的益处，所以很容易找到

大量的正面激励因子，推动人们从事正念练习。对我的大部分来访者来说，了解鼓舞人心的研究结果，同时给出一个清晰的生物学模型来说明它的作用，确实有助于激励他们承诺于练习。以下的信息可以用来和来访者分享——既可以以口头的形式，也可以用讲义资料的形式——来增加他们练习正念的动力，通过回顾各种研究文献中的发现，总结出了一个列表，你也可以基于第一章—第三章中的信息和你自己最喜欢的阅读材料来制作自己的资料库。

花时间冥想的原因

分享以下一个或多个内容，或许会对强化那些感兴趣的来访者的动力有帮助，从而使他们能持续地、有规律地练习。

- **总体上减压**：最新的神经学研究表明，正念也许能提升一个人有意识地管理并中断自己的压力反应的能力，从而减少抑郁、焦虑和其他与压力有关的症状。

- **具体的健康及心理健康障碍**：研究已经显示，正念能够有效地帮助来访者的各种身体及心理健康议题，包括：

  —— 情绪障碍：抑郁、双相障碍和抑郁复发

  —— 焦虑障碍：广泛性焦虑障碍、创伤障碍、惊恐障碍和创伤后应激障碍

  —— 儿童、青少年及成人的多动症

  —— 物质滥用的复发

  —— 饮食障碍

  —— 人格障碍

  —— 夫妻和关系上的功能运作

  —— 慢性压力

  —— 慢性疼痛

  —— 免疫功能

　　　　—— 睡眠障碍

　　　　—— 癌症治疗的副作用

　　　　—— 纤维肌痛

　　　　—— II型糖尿病

　　　　—— 一般性的健康：改善免疫系统功能，心血管健康，降低血压

- "重新组织"大脑，使之处于快乐的情绪中，可能会让药物使用减少：神经学的研究表明，正念练习或许能帮助大脑"重新组织"，并且发展出一种更为持续的、积极快乐的情绪。

　　　　—— 正念练习能提升个体管理压力的能力，因为在练习中重新导向个体的注意力时（即，在被一个念头、噪音、感受等分心的时候），前额叶会发送一个信号给边缘系统；随着不断重复，这种重新导向个体的念头的能力会提升高级中心之间的连接（即前额叶与边缘系统之间），于是提升了个体中断应激反应的能力。

　　　　—— 这种激活放松反应的能力与一种更大的能力有关，即与伴侣和孩子发展"安全的"情绪连接的能力。

　　　　—— 这种能力或许会减少对抗焦虑、抗抑郁和治疗多动症的药物的需要。

- 观察头脑、预防复发：正念练习能提升个体观察和观照自己心理过程的能力；加上中断念头的能力提升，这使人能够更快注意到抑郁、焦虑、成瘾或其他有问题的念头并中断它们，同时选择其他更为现实的选择。

- 来自实践的统计数据：我的许多学生和来访者，在我与他们分享一个研究结果（未发表，大约100人）的时候，他们感到深受激励，这个研究是这样的：我在2008年一起工作过的来访者（约100人）中，有98%的人每周练习正念5天，每天约5分钟，在最初两个星期的练习之后他们就报告了某种形式的改善；90%的人在经过一个月的练习后报告在压力管理方面有明显改善；同时70%的人报告在最初两个星期的

练习后睡眠显著改善。我高度推荐每一位实践者都做一下类似的研究，来更多地了解他们的来访者是如何从练习中获益的，以及有些什么挣扎。

有重新组织和激励作用的比喻

除了用实证研究的结果来提升动机之外，治疗师也能够提供各种比喻来帮助来访者重新在他们的头脑中归类，从而使他们有可能进行更规律的练习。临床工作者应该试着找一些符合来访者的人生观、世界观和价值观的比喻，以及有幽默感的比喻，通常在治疗的过程中提供一个以上。

有激励作用的比喻和画面

用牙线剔牙

- 比喻：我经常把正念与用牙线剔牙或刷牙相比较；尽管这些都是对我们的健康来说最基本的事情，而且也不太费时间，但是人们总是很容易就会找到借口不花时间去做这些事。

- 这个比喻对于那些已经有某些基本卫生习惯的务实人士很好用；我会推荐他们把正念练习与这些卫生习惯中的某一个联系在一起。

"真正的"蛇油

- 在回顾了有帮助的条件那份清单之后，我常常会开玩笑说，它听起来有点像21世纪的蛇油；而且如果不是有研究证据支持这些论点的话，它差不多也就是"蛇油"了。

- 我解释道，因为它在减压方面如此有效，所以它确实对21世纪的大部分小毛病有益，那些小病痛要么是因压力而起，要么因压力而加重。压力并非身体本该频繁体验的生理状态，只有在紧急情况下这种状态才会出现。

- 这个比喻对于有着各种问题或者把"压力"描述为他们的主要问题成

因的来访者有帮助。

重新启动大脑

- 练习正念常常被体验为"重启"大脑，就像电脑死机的时候你会重启一样；它又能再一次顺利地运行了。

- 对于科技取向的来访者，或者在淹没感中挣扎着的来访者来说，这个比喻会很有用。

重新组织大脑

- 最新的神经学研究及理论提出，有规律的、持续的正念实际上能够重新组织、重新建构大脑的生理结构，使它能够最优化地运行，增加我们快乐的倾向性。

- 这个画面对于被诊断为多动症、抑郁症、双相障碍、物质滥用和其他慢性障碍的人来说，会非常具有激励作用。

核心的养生之道

- 关于正念的研究结果是如此具有一致性，所以很多专业人士都把它列为一个核心的养生方法，加上食用天然健康食品和有规律地锻炼。

- 对于已经在锻炼而且饮食很健康的来访者而言，把正念放到这个门类里对他们也许会有帮助。

典型的灵性实践

- 正念呼吸冥想是最为普遍的一种灵性修行方式，几乎可以在所有的宗教里面觅到它的踪迹，包括基督教、犹太教、伊斯兰教和佛教。

- 这个框架会激励那些已经属于某个与正念或沉思性练习有关联的宗教或者灵性信仰的来访者。

介绍正念呼吸冥想

在治疗中介绍真正的正念呼吸练习相对而言是很直白的：描述这个练习，怎么处理常见的分心事项，然后做一轮练习来具体说明，并回答问题。在正念团体中，也可以先教正念饮食，但是在一对一的来访者面谈中，我通常会从呼吸冥想开始。对夫妻和家庭，通常最适合的是引导式慈爱冥想，但是正念呼吸冥想或者行禅也是很适合的，特别是有被诊断为多动症的孩子的家庭。最后，我相信无论来访者开始时学习的是哪种形式的正念或沉思练习，它都会是来访者最感兴趣的、最愿意练习的。

在会谈中教聚焦于呼吸的正念

正念可以在一对一的个体、夫妻和家庭治疗中教授。在某次会谈中花了几分钟的时间来提升来访者的动机之后（取决于每个来访者的具体情况以及他们的动机水平），我会留出至少20分钟的时间教正念呼吸冥想的技巧。对于大部分的来访者，我都会先从呼吸冥想最简单的任务小结开始介绍：

果壳中的正念呼吸冥想

● 把注意力集中在呼吸上，同时让头脑安静下来。

或者更简单的说……

● 集中注意力——放松集中的注意力——再次集中注意力

在这个简短的总结之后，让我详细地讲一下每个部分的细节：

● **将注意力集中在呼吸上**。在正念练习中将注意力集中在你的呼吸上，然后让头脑安静。

　　—— 我建议来访者在最开始的时候，把注意力集中在呼吸过程中最明显的体验上，通常是腹部的起伏或者凉凉的／温暖的空气进出鼻孔。

● **在分心的时候重新集中注意力**。正念中重新集中注意力的元素：当头脑被其他事物分心了，散乱不定（每分钟会发生无数次）时，温和地、慈悲地重新集中你的注意力。

——分心的例子：念头、感受、身体感觉、外部的噪声、温度，任何
内部的或外部的刺激，然后在头脑中开始思考这些事物。

——强调：心理健康方面获得好处的关键在于，在不责备自己的情况
下重新集中注意力，很有耐心、理解和慈悲。

——为了做到慈悲地重新集中注意力，可以选择的做法如下：

为念头贴上标签（如，担忧，计划，等等）；然后把注意力放回到
冥想上。

观想念头为云朵或者气泡，飘走了；然后重新集中注意力。

想着"啊，是的，那个也是"（"今天你也出现了，我一点都不惊
讶"），然后重新集中注意力。

- **重新集中注意力的助力**

——很多人发现，刚开始的时候，要把注意力重新放到呼吸上很难，
所以我让他们知道，自己还有其他的选择：

数数：为每次呼吸计数，数到十之后再从一开始。

咒语：重复说某个短语或者词，比如平静／自在，或者呼气／吸气。

视觉：一支蜡烛，一朵花。

声音：每隔一段时间敲一下钟，来提醒自己集中注意力，或者唱
诵某个咒语，如"嗡"或者"阿门"。

- **接纳分心**。强调注意力不集中的重要性，那是为了实现心理上的
好处。

——为正念练习提供一个接纳取向的框架，强调除非你是一个全职
的、受具足戒的僧人或者女尼，那些需要整日冥想的人，不然正
念的练习就应该是一个温和的、在注意力集中与散乱之间来回
移动的过程。

——我常常将手前后移动并且重复多次：注意力集中—散乱—注意力
重新集中—散乱—注意力重新集中—散乱，于是来访者能够感受
到节奏，以及那是什么感觉。如果我怀疑某个来访者是完美主义

者，想要把冥想"做对"，我会再补充一句，这并不像是一条直线（然后，再一次用我的手示范）。很多人报告说，强调这种差别，并且强调他们可以做得不完美，是他们认为介绍说明中最有帮助的部分之一。

—— 用心理的/关系的术语设定框架 vs 用灵性的目标设定框架：来来回回地重新集中注意力是关键所在，从而"重组"大脑，减轻压力、抑郁和焦虑，并处理其他与正念有关的心理及关系上的收益。相比之下，如果一个人是为了灵性发展而练习正念，那么他们就会想要一种更加稳定的注意力集中的状态，来实现与上帝（对基督徒和犹太教徒等而言）更大的合一，或者其他灵性的目标。

● 处理实际问题

—— 眼睛：我让来访者知道，他们可以选择闭上眼睛，或者微微睁开，以柔和的目光注视前方几米处。如果来访者在自己个人的历史中有一些还没解决的创伤或者精神病性症状，那么我会鼓励他们睁着眼睛，目光柔和。

—— 姿势：最好是采用放松但是竖直的姿势，最理想的是不要把后背靠在椅背上休息。我也会让来访者知道，在家里时，他们可以选择靠在椅背上坐，或者躺在沙发上，如果这样对他们来说效果更好的话。

—— 手：我推荐他们把双手很舒服地放在大腿或膝盖上。

● 在治疗会谈中练习

—— 在治疗会谈中，我要么做一个引导式正念冥想，在引导的过程中描述集中注意力和重新集中注意力的过程，或者我和来访者一起做一个非引导式的练习，这取决于来访者更喜欢哪一种。在做非引导式的冥想时，我会用一个计时器，与来访者一起练习1～5分钟，并向他们保证，我也会闭上眼睛一起冥想。

—— 做完之后，我会回答一些来访者想问的、关于练习的问题，如果

他们没有问题，我就会专门问一问他们是如何重新集中注意力
的，以及什么有助于他们不带评判地做这件事。

在会谈中教慈爱冥想

教慈爱冥想（在第八章中有更详细的讨论）的过程很类似，只不过
使用的是慈爱冥想的用语，治疗师常常是在治疗面谈中引导这个练习
过程。我采用的是一种合作式的方法（Anderson & Gehart，2007），我会
和每一位来访者一起找到对他们个人而言很有意义的、最适合他们的
4 ～ 5句话。我会先从一些经典的语句开始，以此作为例子来使用：

慈爱冥想的构成

慈爱冥想包括：(1) 选择发送善意的对象，(2) 构成冥想的内容的句子。
治疗师和来访者可以一起决定（或者只是由治疗师来提供建议）向谁发送
善意，然后决定对练习者而言，哪些句子和词语是最重要的。通常，在练习
开始的时候选择一个对象，过一遍清单上所有的意图之后，再回到最开始，
从下一项开始再过一遍整个清单。

发送慈爱的潜在对象

- 某个中立的人（如一个熟人，同事）

- 重要他人（如伴侣，家人）

- 困难的他人（如有冲突的人）

- 自己

- 所有生命（如每个人）

用于慈爱冥想的潜在语句

- 愿某某某快乐（喜悦、精神上快乐、有爱，等等）

- 愿某某某免受苦难（疼痛、伤害、疾病，等等）

- 愿某某某身体安好（健康、光芒四射、得到疗愈，等等）

- 愿某某某得到深深的安宁（安享和平，活在和平之中，等等）
- 愿某某某与他生命中的人们共享安宁。

我推荐夫妻和家庭在清单中至少要有重要他人和自己。在治疗会谈中，我通常会指导他们尝试一下5种可能性，于是他们可以体验一下并做比较，并对这个练习产生更为坚实的理解。在家里，我让他们来决定是在静默中做，还是用录音，或者轮流带领。

在治疗会谈中跟进

因为这个冥想会引发出各种情绪，所以我会额外多花些时间来讨论他们的体验，来处理过程中出现的潜在的内疚、困惑或者惊讶。这种跟进可能会是很困难的讨论，特别是如果夫妻中的一方或者双方都很难向对方发送善意的话。如果是这样的情况，我会用这个机会来练习对自己和他人的接纳，鼓励他们意识到，我们对爱人的感情会在一定程度上经历自然的起伏涨落。慈爱冥想通常会让他们更容易体验到正面的情绪，而这也正是为什么他们一开始要练习这个冥想的原因。

制定一个练习计划

在完成了一次短的练习后，我会花大量的时间，用以下的几个步骤来帮助来访者制定一个现实可行的练习计划：

1. 找到一个现在每天都会做的常规活动。

    a. 请来访者找到一个目前他们几乎每天都会做的常规活动，他们可以把练习"附着"在这个活动上，如刷牙、洗澡、读报纸、祈祷、上班、吃午饭、回家或者上床睡觉，都可以服务于这个目的。

2. 把正念练习和选好的某个常规活动联系在一起。

    a. 在找到几个可能的候选项后，帮助来访者选一个最现实的活动，作为冥想练习的时间。要考虑的因素有：

i. 来访者的清醒程度（比如，如果来访者通常在上床睡觉的时候已经精疲力尽了，那么选一个白天的时间效果会更好）。

ii. 可能的干扰（比如，如果来访者选择了一个会有其他家庭成员或者公司事务干扰的时间，那么就换一个更好的）。

iii. 这段时间的可控度（比如，如果来访者因为工作、家庭或其他原因，没法完全控制这段时间中将发生的事情，那么就换个其他的选择）。

iv. 恰当的时间和空间（比如，如果来访者没有私人办公空间或必须去户外，那么这也不是一个理想的情境）。

3. 设定一个现实的练习长度

a. 我推荐来访者在开始的时候设一个2分钟的限度，并且让他们在感到2分钟时间太短的时候才把时间调到5分钟。类似的，我让他们只有在等到自己想要做更长时间，觉得增加的时间太少的时候，才把时间延长到7 ~ 10分钟，最终是20分钟。

4. 找一个潜在的计时设备

a. 我总会推荐他们用一个计时器（不发出滴答声的），因为这可以让他们把注意力更多地集中在练习上，而不是想着时间有没有到，总体上也会减少他们看表的冲动。我提议以下这些都可以用来计时：

i. 手机中的冥想 APP，如苹果手机和其他智能手机 / 设备

ii. 手机闹铃

iii. 没有滴答声的数字鸡蛋计时器

iv. 电脑中的冥想计时器

v. 正式的冥想计时器

5. 记练习日志或者日记

a. 我鼓励所有的来访者在刚开始练习的几个月里使用练习日志。正念练习不像节食或者锻炼，并没有很明显的效果，所以可能会很难做到始终很有动力。对很多人而言，勾掉日志中的小方格或者写本

日记能够帮助他们更清楚地看到自己的进展和练习效果。我用解决方案取向的日志来帮助来访者识别出什么有效、什么无效，帮助他们设置下星期练习使用的、小的、可实现的目标(样本在本章末尾)。

预期阻碍，并为之做好计划

最后，我会和来访者一起工作，辨别潜在的障碍：什么可能会阻碍他们实行已经制定好的计划？我请来访者试着找到最有可能导致他们不做练习的情景。

- 他们的日程表上可能会"出现"什么，导致他们那一整天都没有做练习？

- 有没有一些人、声音、噪声、电话等，可能干扰了他们的练习过程？

- 可能会出现什么样的内在想法或感受，导致他们不做练习？

- 如果是夫妻或者家庭的话，他们打算如何处理每个人不同的动力水平，或者每天不同的优先事务？当某一天，有一方想做而另一方不想做的时候，还有当练习没有按照计划表进行的时候，他们打算如何处理？如果一方总是比另一方动力更足的时候，他们打算如何处理？

这些问题常常能够触及练习中点点滴滴的实际问题，并且常常能让来访者重新认真地审视自己的练习计划。那些已经过着以目标为导向的、相对结构性的生活的来访者，比起其他的来访者，常常在预期潜在的问题方面做得更好。不论是哪种情况，大部分人要求花几个星期的时间来做微调，以便找到适合他们的练习时间和计划。

微调和跟进

来访者经过第一个星期或者前两个星期的练习之后回到治疗室时，治疗师应该花些时间来跟进，了解一下什么有效，什么无效。可以探索的领域有：

- 澄清如何练习、如何集中注意力、如何重新集中注意力，等等。
- 探索练习的障碍和阻抗。
- 微调为现实可行的练习计划。
- 讨论夫妻和家人之间动机水平的差异。
- 探索可能从练习中出现的洞察、念头和情绪。
- 识别出来访者认为应当归因于练习的改变，无论是正向的还是负向的。
- 决定要不要继续。

在对正念做了介绍之后的几个星期中会出现一些问题，对这些常见的议题做坦诚而公开的讨论，有助于来访者发展出对他们繁忙的生活而言有用且现实的练习。

两个人的正念（或者更多人）

一起开始

在与夫妻和家庭一起工作、学习正念时，我通常会建议他们承诺2～3周规律性的"同步"练习，所有人一起做冥想，或者至少大家在同一个时间做冥想。就像上文中所推荐的那样，我请他们在最开始的几天中先练习2～3分钟的慈爱冥想，直到他们感觉时间太短，想要延长。我发现，设定一个非常可行的目标，加上限制"除非你们觉得时间太短，想要延长的时候再增加时间"，这通常能够帮助大部分的来访者真的坐下来练习，并且学习如何成功地将正念整合到他们的日程表中。

对于夫妻和家庭，我建立了一个与此类似的练习计划：

- **第一周**。每周5天，每天2～5分钟（用计时器），在夫妻双方约定好的时间（而且治疗师听上去也是现实的、可行的）。我请他们在最初几天只做2分钟，然后如果双方都同意的话，可以慢慢增加到5分钟。

- **第二周**。每周5～7天，每天5分钟，在双方约定好的时间。如果夫妻中一方或者双方都是典型的每周工作五天，我通常会建议他们抵抗住想要说"周六周日的时候练习"的冲动，因为通常会发生的情况是，由于各种生活中的干扰，他们不会用那些时间来练习。大部分的人在工作日对自己的时间是最有控制的。然后如果他们愿意的话，可以用周末做更长时间的练习，或者休息。

- **第三周**。每周5～7天，每天5～10分钟。我鼓励享受这个练习的夫妻尝试把练习时间增加到10分钟，如果他们觉得舒服的话。其他挣扎着要"腾出时间"或者要挣扎才能享受这个练习的夫妻，我会鼓励他们继续采用5分钟这个时间。如果来访者想要加入正念呼吸冥想，现在加入是很好的时机。

- **第四周和以后**。在这个时候，我会请夫妻和家庭讨论并决定什么做法或许是最适合他们的，既有短期内与治疗目标有关的，也有长期的在治疗结束之后的。我也会讨论一下其他潜在的练习，包括正念触摸（见第八章）、身体扫描（见本章末尾），或者每日体验（见本章末尾）。

共同维持和分开维持：第二序位的接纳

当夫妻和家庭已经建立起了一套基本的习惯，也对练习感到舒适的时候，下一个大问题就是如何维持了，这对夫妻和家庭来说有很多层面的复杂性。在所有的情况下，至少会有一个人积极性比其他人高，至少会在某一天是这样。在很多情况下，之所以夫妻和家庭会在开始的时候来寻求治疗，是因为家里有一个或者几个人比家里的其他人更有纪律性、更有条理，等等，并且认为其他人"不那么"有纪律、有条理，等等。很快，正念练习会成为挣扎的来源之一，成为"一根刺"，特别是对于有这种动力的夫妻和家庭。所以，当夫妻和家庭一起练习的时候，会更有需要去培养一种第二序位的接纳练习，来接纳其他人正念练习的起起伏伏。

为了促进第二序位的接纳，我会讨论与正念有关的接纳原则，因为它和伴侣或家庭成员练习（或者不练习正念）有关。我鼓励来访者们公开地讨论他们想要如何处理各种相关的问题：练习的动力、长度、练习的时间以及练习的风格。在大部分情况下，对于因为关系上的痛苦而来寻求治疗的夫妻和家庭，治疗师需要在面询中仔细地工作，帮助他们培养第二序位的接纳，接纳他们在练习习惯上的差异。如果成功的话，通过学习接纳"其他人和自己不一样"，这份学习可以迁移到其他有痛苦的领域。

练习不去练习

我确实有过好几个这样的来访者——他们在经过几个星期、几个月或几年的练习之后，决定不再练习了。有些情况是，他们的症状好转了，还有些情况是，出于某些原因，正念已经不再那么有相关性了。我热切地尊重他们练习的权利，是基于这样一个信念：把自己投身到练习中会有起起伏伏的时候，接纳这些起伏也是练习正念这样一个更大的画面中的一部分。事实上，我认识的那些从来不错过一次正念练习的人，常常是过于认同或者焦虑地执着于这些练习，于是往往并没法如他们原本可以获益的那样得到那么多益处。

就像之前提到过的那样（但它是如此违背人的直觉，所以我会再重复一遍），在我做的一个研究中，我惊讶地发现，很多来访者报告说，他们发现治疗师给他们提供的建议——比如做正念练习——哪怕他们并没有听从这些建议，但是仍然对他们有帮助（Gehart & Lyle，1999）。这个研究中的一位来访者报告说，哪怕她没有跟进治疗师给她的建议——慢慢来、感到有压力的时候深呼吸，仅仅是想到在有压力的时候除了慌张之外，她还可以做些什么，这就已经足以改变她遇到压力时的戏剧性反应了——于是她从来没有感觉自己需要去用这些建议、做这些放松练习。相类似的，很多来访者在听了你介绍的正念之后，并不会做太多练习，或者完全不会去练习。这也没关系，他们可能仍然会从中获益良多，因为他们知道在面对压力感时，他们并不是无助的或无力的。

"迷你冥想"及其意料之外的好处

比起很多冥想的老师，我更热衷于教"迷你冥想"（5分钟，或者5分钟以内的冥想）。最开始，我以为它是一个"更少量"的练习形式，但是随着时间的过去，我开始视它们为强大的干预方式了。作为一个治疗师，我对迷你冥想特别感兴趣，因为（1）大部分的来访者都乐意接受，愿意把它加入到自己的日程表中去，（2）有很多意料之外的好处，其功能与其他的临床干预方式相似。有很多关于正念的文献似乎在暗示正念的时间越长越好，对于某些议题或许是那样的，但是我更愿意提出，对很多治疗中常见的议题，更短、更频繁的冥想练习效果也很好，甚至更好。

"迷你冥想"显而易见的好处

练习"迷你冥想"最明显的效果就是，经过一个短时间的冥想，立刻带来一种冷静感和更为集中的头脑。在这些情境中，那种感觉和做了很长时间的冥想很相似，也许触及的内在宁静的深度不那么深。在我最初开始做的时候，我认为这是迷你冥想最主要的好处。但是经过几年之后，我了解到它还有很多其他的好处。

"迷你冥想"不那么显而易见的好处

搅动系统：打破恶性循环

所有经过系统性的家庭治疗训练的治疗师都是"搅动"关系系统的专家，这是减少人与人之间负向的互动循环的方式。这是最初的系统/家庭治疗干预方式之一，在心理研究中心（Mental Research Institue，MRI）中发展起来，并在 Paul Watzlawick、Richard Fisch、Jay Haley 以及米兰小组等人的工作中得到清楚的展现（Cecchin, 1987；Watzlawick, Weakland, & Fisch, 1974）。所以，家庭治疗师可以很容易就理解，迷你冥想如何起到与"系统性搅动"干预方式相类似的作用，既是在个体头脑的层面，也是在关系系统的层面。

在传统的家庭治疗中，治疗师通过介绍一些新的东西来"搅动"系统，改变习惯性的互动次序。这种"搅动"要求系统做一些不同的事情，因为习惯性的反应已经不再"合适"或者具有同样的意义了。在大部分的情况下，系统会以一种更有效的方式组织。比如，有一种经典的家庭治疗干预方式，就请夫妻提前定好争吵的时间表，或者请他们到一个不寻常的情境中（比如，穿着衣服泡在浴缸里）。通过打破系统通常的问题事件次序（比如，同时反应），夫妻就能够自由地（或者被迫，取决于你从什么角度去看）选择各自在新情境中的反应，因为他们已经无法继续用自动挡来运作了（即他们没有一种默认行为，使他们能根据要求争吵，或者穿着衣服洗澡，于是他们不得不停下来思考）。在大部分的情况下，当夫妻有选择的时候，他们会选择一种更理想的、自己更喜欢的方式来交流。

迷你正念练习有打破问题模式的效果，无论是在个体的层面，还是夫妻、家庭的层面。比如，当孩子们当中有一个人拒绝做作业的时候，母亲通常会感到有压力，在这个问题中插入一个迷你冥想能够极大地提升她有效回应这个问题的效能。类似的，夫妻之间也可以在通常很有压力的事情开始之前，或者在过程中使用迷你冥想来改变他们的互动循环。然而，如果把冥想当成一个暂停，那么就应该鼓励夫妻参考一下Gottman（1999）的研究结果（不见得要严格地遵照这个结果来做）：如果夫妻中有一方的心率达到了100次/分以上，他们就需要至少20分钟的暂停，然后才能使沟通有效起来；很多夫妻，特别是男性，要求更长的时间。

重新与你更喜欢的身份联结（也被称为"更好的自己"）

叙事治疗师、聚焦于解决方案疗法的治疗师、合作式的治疗师以及其他后现代的治疗师们都鼓励来访者找一些方法，来表现出自己更喜欢的身份旁白：那些与"最好的自己"相关联的行动、念头和行为（Anderson，1997；O'Hanlon & Weiner-Davis，1989；White & Epston，1990）。经常，通过践行哪怕是最微小的、与最好的自己有关的行为，个体也能很快去使用这样的身份，并不再使用被问题浸透的身份。

迷你冥想最常见的一个副作用，就是他们能很快让你触碰到最好的自己，或者说更喜欢的自己。比如，当一个母亲已经找不到办法来管教孩子的不良行为时，花两分钟的时间来做一个迷你冥想就能让她很快重新联结到自己更喜欢的、作为母亲的自我，从而使她能够更优雅地回应。所以，采用后现代方法的治疗师们也许会发现，鼓励来访者做迷你冥想特别有用，不只是因为人们已经了解到正念的好处，还因为它能帮助人们重新与更喜欢的自己联结。

为问题换个框架

迷你冥想另一个意料之外的结果是，它们常常能够为问题换框，意识到它们只是一个情绪或者念头，而不是解读那个情境的唯一的方法，而那通常就是人们对于有问题的情绪、念头和互动的体验，特别是在亲密关系中。通常，如果一个人在做迷你冥想的1 ~ 5分钟里，能够让头脑安静下来，观察出现的念头和情绪的过程，那么就能够凸显出目前的"问题"只是看待所发生的事情的一种方式。尽管很多时候，这没法让事情奇迹般地变好，但是它通常能让个体的反应更柔软，使人们能够做出最不具破坏性的选择，开始朝向更有资源的反应前进。比如，在夫妻之间很紧张的时候，其中一方能够正念地休息一下，意识到他们现在对伴侣的解读并不是唯一一种看待这个处境的方式，还有其他可用的框架；于是这个伴侣就更有可能冷静下来，朝向能够解决问题的行动前进，而不是加重关系的紧张度。如果伴侣双方都能有这个体验，那就更好了。

"重启"大脑

我有一个学生曾经把正念描述为"重启"大脑。Siegel 的研究（见第三章）指明，正念促进整合的大脑状态，这也许有助于解释我的学生，以及很多其他人的体验。哪怕是简短的正念练习也能帮助大脑重新平衡，进入更加高效的状态，促进情绪的调节，改善应激反应。

给来访者使用的资料和在线资源

我通常会为我的来访者提供几个资源，来支持他们在家练习：

- 一份简单的资料，回顾如何做正念冥想和慈爱冥想。
- 一份练习日志，提升成就感，帮助他们追踪自己的练习，辨别什么有效、什么无效。
- 免费下载的引导式冥想，有些是全程引导，有些只有铃声，用来为练习计时；近期有一个随机控制研究，为以网络为基础的正念指导提供了最初的支持（Glück & Maercker，2011）。
- 建议一些阅读资料和在线资源来支持他们的练习。

● 当地的正念团体。

开始做正念练习

什么是正念?

● 正念就是不加评判地、持续地注意你当下的体验。大部分的文化都有某种形式的正念练习,最常见的就是正念呼吸冥想。

● 正念呼吸冥想包括不加评判地观察你的呼吸,其做法是重新导向你的头脑,每一次当它游移到其他念头上去的时候,就重新集中注意力。很典型的情况是,你的头脑每分钟都会游离很多次。

● 每一次当你把注意力再一次导向呼吸的时候,你就是在改善自己调节情绪和应激反应的能力,提升你的正向情绪的倾向性,以及总体上的正向性情。

为什么要练习正念?

● 近期的研究表明,有规律地进行正念练习对各种身体和心理问题都会有帮助,包括慢性疼痛、皮肤病、癌症治疗、免疫力、抑郁、焦虑、多动症、双相障碍、惊恐障碍、饮食障碍、物质滥用和其他与应激相关的障碍。

● 初步的大脑研究表明,在仅仅8周的正念练习之后,大脑中与正面情绪和性情相关的中心活跃度持续提高,免疫系统的功能也提高。所以,在相对较短的一段时间之后,在大脑和身体功能上都有可测量的变化。

● 当前的研究和大脑研究都表明,有规律的正念练习可以提升对别人和自己的慈悲,导致自尊感提升和关系方面功能运作的改善。

腾出时间做正念练习

● 在日常生活中开始进行正念练习有一种很好的方式,就是每周5～7天,每天留出2～10分钟的时间。就对心理健康的益处而言,短而频繁的练习比长而不频繁的练习要好。先从2分钟开始,然后慢慢加到10分钟。

● 最好的做法就是辨别出你最有规律的习惯（吃饭的时间、锻炼、工作时间表、电视节目、睡觉，等等），在做这些事情之前、之中或之后找些时间加入正念练习。

—— 在吃早餐/午餐/晚餐前，花5分钟时间做正念。

—— 在晚上看电视前，冥想5～10分钟时间。

—— 在你午休期间最开始的5分钟，或者最后的5分钟做冥想；或者工作开始前的10分钟；或者下班前的10分钟。

正念技巧和策略

● 集中注意力：通常是通过把注意力集中在鼻腔或腹部的起伏来"观察"呼吸。你也可以试着数呼吸的次数，数到10就再次从头开始。有些人发现使用咒语很有用，或者随着吸气和呼气念一些词语，如"和平进入，和平出去"，"平静"，或者任何简单的、能够让你集中注意力的词语。

● 重新集中注意力：当你的头脑散乱的时候，有很多方法可以用来重新集中注意力，在大多数的情况下，头脑每分钟都会走神好几次。最重要的一个部分就是选择一个重新集中注意力的技巧，在你发现自己走神的时候提醒自己要有耐心、不评判自己（比如，不贬低自己或者责备自己）。

重新集中注意力的几个可选方法：

—— "是的，那个也是"：啊，是的，那个也是；我预料到这个念头今天会出现的。

—— 贴标签：当你发现头脑在散乱，你可以给每个念头贴上标签，比如"担心"、"计划"、"愤怒"、"感受"、"念头"，然后重新集中注意力。

—— 云朵画面：你可以把分心的事物想象成飘走的云朵或者气泡。

● 姿势：通常的观点是，最好的姿势是笔直且放松地坐在椅子或者靠垫的边缘。如果这个姿势不舒服，你也可以躺下或者背靠着椅子坐。

● 眼睛：你可以闭上眼睛或者微微睁开，目光柔和地注视前方几米处。

● 计时器：在练习的开始和结束设置一个计时装置常常会很有帮助，也很有激励作用。你可以用煮蛋计时器，手机上的计时器，买一个冥想计时器等。

● 环境：一开始的时候，在安静的地方做冥想也许是最容易的，但也并非一定要如此。有一些分心的事物对于改善你的注意力是很有帮助的。

克服规律性练习的障碍

● 没时间：如果你有动力的话，每天总是能找到2～5分钟的时间来做练习。最容易的做法就是找到一件每天都做的事情或者有规律的活动，把正念练习与这件事关联在一起，然后很快就能养成习惯了。

● 我集中不了注意力：对自己有耐心一些，对自己和善一些！随着时间的过去，正念可以帮助你提升集中注意力的能力。每一次你的注意力分散了，然后又会重新回来，你都在提升大脑保持注意力和调节情绪的能力。

培养接纳

● 作为其核心，正念练习是为了培养对自己、对他人和对生活的接纳。接纳是通过重新集中注意力的时候你的态度培养起来的。

● 你会很频繁地、经常地失去专注：失去专注的时候，关键就在于重新集中。任何时候，当念头、感受或者分心的事物捕获了你的注意力，都要练习带着友善和慈悲接纳它，同时也接纳你的头脑的散乱，不要去责备自己失去了专注。

● 你越能学会在头脑分心和散乱的时候，接纳它的分心和散乱，你也就越能接纳自己和别人。

正念练习记录

我鼓励刚开始做正念的来访者使用正念练习记录，因为记录可以帮助他们"看到"进度，有更多的成就感和责任感。此外，表格底部的反思板块使他们可以改进自己的练习，同时发展出一个可行的、现实的练习计划，来匹配他们的行程。我分别有每日版的和每周版的记录，可以供来访者使用。

正念练习日志
每周版

第几周：_____

目标＃日期／时间：_____

周一	周二	周三	周四	周五	周六	周日
☐5分钟	☐5分钟	☐5分钟	☐5分钟	☐5分钟	☐5分钟	☐5分钟
☐10分钟	☐10分钟	☐10分钟	☐10分钟	☐10分钟	☐10分钟	☐10分钟
☐20分钟	☐20分钟	☐20分钟	☐20分钟	☐20分钟	☐20分钟	☐20分钟
☐＿＿＿	☐＿＿＿	☐＿＿＿	☐＿＿＿	☐＿＿＿	☐＿＿＿	☐＿＿＿
☐休 息	☐休 息	☐休 息	☐休 息	☐休 息	☐休 息	☐休 息
备注：	备注：	备注：	备注：	备注：	备注：	备注：

做冥想：什么策略（即一天中的哪个时间、地点、计时器，等等）让这周的练习最容易？

质量：什么策略（即注意力的类型、重新集中注意力的技巧，等等）有助于改善练习的质量？

变化：我在日常生活中有没有注意到任何的变化（耐心、冷静，等等），它似乎是来自我的练习？

下周的计划：我下个星期能做哪一件事情来改善练习，并且让收益最大化？

每日正念练习记录

日期：_____ 周几：一二三四五六日 时间：_____ 练习长度：_____
总体记录：
做冥想：什么策略（即一天中的哪个时间、地点、计时器，等等）让今天的练习最容易？
质量：什么策略（即注意力的类型、重新集中注意力的技巧，等等）有助于改善今天练习的质量？
变化：我在日常生活中有没有注意到任何的变化（耐心、冷静，等等），它似乎是来自我的练习？
下一次的计划：从现在到下一次练习之间，我可以做一件什么事情来改善练习的频率和质量，或者让收益最大化？

其他正念练习

除了正念呼吸冥想和慈爱冥想之外，治疗师们也可以向来访者介绍各种其他的正念练习，依来访者的需要和偏好来选择。三种比较常见的做法是：

- 正念身体扫描
  —— 对于身体上有问题、有睡眠困难和很难在呼吸冥想中集中注意力的来访者特别适合。

- 行走中的正念
  —— 对于有活跃型创伤或精神病性症状的来访者，或者很难坐着进行冥想的人特别适合。

- 日常活动中的正念
  —— 对"没有时间"做更加正式的正念或者有高水平应激的人特别适合。

- 3分钟呼吸空间
  —— 在有压力的时刻的快速正念"急救"法，也可以在繁忙的一天中让自己的注意力重新集中。

这些在下面都有详细的描述。此外，在本书后半部分将要介绍的传统的正念活动和冥想，也可以教给来访者：

- 夫妻和家庭的慈爱冥想：慈悲和关怀的冥想（第八章）
- 慈悲地回顾一生：引导式慈悲冥想（第八章）
- 正念饮食：用到所有感官的引导式练习（第九章）
- 正念行走：站立和行走的冥想（第九章）
- 冰的冥想：一个用于正念地觉察痛苦的练习（第九章）
- 正念瑜伽：正念地觉知每一个简单的拉伸（第九章）

- 正念聆听：一个觉察声音的练习（第九章）
- 毗婆舍那（观禅）：一种带着开放式的注意力的、更加高级的正念冥想（第十章）

冥想：正念的身体扫描

身体扫描对有身体疼痛或其他病痛的来访者是很理想的，它与传统的身体扫描不一样，强调观察身体的各个不同的部分，而不是带着想要"放松"每个部分的意图。很多来访者发现，在身体扫描时集中注意力比呼吸时容易，因为焦点持续地在身体的各个部分之间移动，坦白地说，这也更有趣。它可以作为引导式冥想来做，也可以独自来做。很多来访者发现，这个冥想很容易被整合到睡前的那段时间，他们常常更喜欢用录音（我在 www.dianegehart.com 这个网站上有免费下载的版本，也有几个不同的可供购买的版本）。

正念身体扫描基本的构架是这样的：

- **介绍**。以一个对你来说舒服的姿势坐下或者躺下。做几个深呼吸，把注意力转向内部。你也许想要闭上眼睛，或者让目光下垂，柔和地注视前方。我们将要做一个正念的身体扫描，你不需要做任何努力。你不需要放松身体的任何一个部分。你只需要观察感官——比如与布料的接触、温暖、凉爽、疼痛、酥麻——或者没有感觉，不要评判或者评价。只是注意到它们，并且让头脑安静下来。

冥想

- **左边的脚趾**。先从注意到左边的大脚趾开始。注意到你脚趾上的任何感官，鞋子的感觉，脚下大地的感觉，是温暖的还是凉爽的，有没有疼痛。你也许什么都没感觉到，这也是可以的。只需要注意到在这一刻有些什么感觉，试着不去评判它们的好坏，只是注意到。

● **左脚**。现在，把你的意识拓展到整个左脚。再一次，注意左脚任何的感受。有没有疼痛？是刺痛还是钝痛？还是持续地疼痛吗？是热的、冷的，还是不冷不热？对疼痛感到好奇。

● **右脚**。现在把意识转移到右脚。注意那里有什么感受：凉爽、温暖？感觉你的鞋子、地板以及其他任何不舒服。只是注意那里有什么。

● **腿**。把注意力放到你双腿的脚踝和小腿上。注意你可能感觉到的任何感受。你也许感觉到很多，也许什么都没有。那也是可以的。或者你感觉到了脚踝上的布料，房间里的空气，或者疼痛。只是注意到。只是不加评判地注意到那里有什么。

　　—— 对膝盖和大腿做同样的过程

● **臀部和骨盆**。现在，把你的注意力放到臀部和骨盆的区域。注意到那里有些什么感受。也许是感到热、麻木、疼痛，或者什么都没有。只是注意到那里有些什么，不评判它的好坏。只是注意到。

● **回到肩膀**。让你的注意力向上去到背部，在这里，很多人会感觉到痛。也许你会感到些什么，也许什么感觉都没有。只是去注意。如果那里有疼痛，对它感到好奇。注意到它是热的还是冷的，尖锐的还是钝钝的。对这些充满好奇——只是注意到这些微妙的品质，不评判它的好坏。

　　—— 对肩膀做同样的过程

● **肚子和胸**。现在把你的注意力放到肚子和胸，注意一下身体的这个区域在发生着什么。你也许感觉到了压力，或者敞开，一种慢慢的或者轻盈的感觉，疼痛或者不舒服。只需要注意到那里有什么就可以了。

　　—— 对胸部做同样的过程

● **脖子和头部**。现在，把你的注意力放到脖子和头颅的底部。注意一下，你在这个区域有没有任何的感觉：紧绷、凉爽、热、酥麻。只是去注意一下。

——头皮：现在，看一看你在头皮那里有没有任何的感觉。你也许感觉到了一些什么，也许什么都没有感觉到。只是去注意，也许你体验到了紧绷感，或者凉爽。

——前额：现在，把你的注意力放到前额。看看你在前额那些微小的肌肉中有没有注意到任何的感觉，或者有没有感觉到你的头发或者空气。只是注意到那里有些什么。

——眼睛：现在，把你的注意力放到眼睛和眼窝那里。你也许体验到了眼睛周围微小的肌肉的紧绷感，也许你感觉到了眼睛在眼窝里，或者你并没有感觉到很多。只是去注意那里有些什么。

——鼻子：现在把你的注意力转向鼻子。你在那里体验到了什么感觉？你能感觉到自己的呼吸的进出吗？那里有不舒服的感觉或者其他感觉吗？只是去注意。

——嘴和下巴：接下来，注意你的嘴巴和下巴的感觉。注意有没有任何的紧绷、嘴巴里的舌头、温暖还是凉爽。只是不加评判地注意到。

——脸颊：现在，注意你的脸颊，注意一下那里有什么感受。空气的感觉，任何的紧绷，或者也许没有太多的感受。

● **结尾**。现在，花些时间扫描全身，注意到什么很明显。有没有哪些区域的感觉和其他区域不同？有没有能注意到的痛？有没有哪些部分几乎没有感觉？有没有哪些部分比其他部分更温暖？只是注意到。你也许会想要花些时间注意一下，现在的身体和开始的时候相比有什么不同。当你准备好了，就做几个深呼吸，睁开眼睛。

冥想：行禅（行走冥想）

对于坐着冥想很困难的人而言，行禅练习是很理想的，它把正念用到了每一天的站立和行走的体验中。这是一个很棒的入门正念练习，也可以用作正式练习。与大部分其他形式的正念相比，这个练习需要更多的空间，因为每个参与者需要大约三四米的空间来做练习中的行走部分。如果是与夫妻、家庭或者团体做这个练习，最好有一个没有家具的空间，这样参与者们在做练习的站立部分的时候可以站成一个大圆。

这个练习有很多的变体，但是我的同事 Eric McCollum 和我喜欢从站的体验开始，然后让重心在两腿之间转换，先不行走，然后才进入练习中行走的部分。这也是一个正念练习，做的时候眼睛要睁得大大的，这对正在就创伤或者精神病性症状开展工作的来访者而言非常重要。

- **介绍**。在这个练习中，我们会把注意力集中在站立和行走的身体感觉上，这些我们每天做几百次，却不太关注的事情。我们将会花一些时间，只是去注意一下，在这些活动中，我们的身体在发生着什么。

- **站立**。如果你想闭上眼睛，这个部分可以这样做，你也许会想让眼睛微微睁开，目光柔和地注视前方1米左右的地方。如果你在平衡方面有困难，把眼睛睁开会是一个好主意。做几个深呼吸，把心安顿下来，把注意力带到内在。然后把注意力转向站立的感觉。注意用双脚支撑身体的重量、触碰着地面是什么感觉。注意到双腿站在地面上的感觉。注意到双腿支撑着身体时所用的力量。注意到你的后背、你的头部、你的全身，当你站着的时候，它是如何支持你的。注意到只是顶天立地的站着是什么感觉。如果你注意到念头或者情绪飘过，或者开始思考这件事情你做得对不对，只需要让这些念头飘过，就像一朵云或一个肥皂泡。花些时间静默，只是去体验，你的身体站着是什么感觉。

——转换重心：如果你的眼睛刚才一直是闭着的，现在请把它们睁开。以柔和的目光看着前方几米处。过一会儿，我会请你们把重心慢慢地移向左脚，但是我想让你们知道，这个动作是如此微小，外面的人可能都不会注意到。现在，开始非常缓慢地把你的重心移到左脚。不用把身体倾斜向某一边，或者抬起脚。只是继续站着，把重心转到左脚。体验一下用一只脚支撑身体的全部重量是什么感觉。只需要注意脚步的感觉和身体其他部分的感觉。现在，非常缓慢地把大部分重心移到右脚，不必倾斜到某一边或另一边。体验用右脚站立的感觉。感觉也许与左脚一样，也许不一样；不论怎样，都是可以的，只需要注意到就行。现在，花些时间慢慢地把重心换到另一只脚上，只是去体验脚步和身体的感觉，让头脑中浮现出来的任何旁白或念头安静下来。记得让眼睛睁着。

● **一只脚**。现在，我们正念地迈出一步。在这个练习中也请睁开眼睛，开始的时候先把你的重心放到左脚，现在慢慢地抬起右脚——非常缓慢地往前迈一步，注意到脚穿过空气，再次触碰大地的感觉。把重心转移到右脚。然后慢慢地、正念地把你的左脚迈出去，与右脚相遇。花些时间体验用双脚站立的感觉。现在，继续用你的右脚慢慢迈出正念的一步，把你的左脚迈出去与右脚相遇。（如果是在团体中做这个练习，现在是一个很好的时机接受提问，然后再继续进行后续的行走冥想。）

● **行走冥想**。现在，请找三四米左右不会被打扰的空间，独自做行走冥想。三四米快走完的时候，停顿，正念地站一会儿，然后左转或者右转，再慢慢地做一个左转或者右转，最后沿着刚才走过的路线走回来。在接下来的十分钟里安静地、正念地来回行走。

冥想：日常活动

有一句著名的禅的教导："证悟之前，挑水砍柴；证悟之后，挑水砍柴。"对一个以目标为导向的练习者来说，这不是那么有激励作用。或许不是立刻就很清楚的是，把这样的品质带入到日常生活中去，它会改变一切。在挑水和砍柴的时候临在，与心不在焉地做着同样的事情相比，是完全不一样的。

把正念应用到日常生活中去，即完全地临在并去觉知日常体验中的任何一件事——在那些事情上我们的头脑通常是不去关注的，比如，倒一杯水，打开炉子（相当于当代的禅的课程）。治疗师们可以帮助来访者练习，通过让头脑安静下来，简单地集中在手头的任务上，来教会他们如何把正念的临在带入到他们的日常任务中去。

常见的活动包括：

- 洗碗
- 洗手
- 在冲澡或盆浴时感受水
- 聆听手机铃声的前两声铃响
- 早上起来品味前几口茶或者咖啡
- 吃前三口饭
- 正念地站在交通信号灯前
- 感受清风吹拂车窗
- 聆听外面的声音
- 喝一口水
- 闻一朵花

一天当中的每个体验几乎都可以正念地去做。越简单越好。

冥想：3分钟呼吸空间

"3分钟呼吸空间"是正念认知疗法的奠基石（Segal，Williams，& Teasdale，2001），来访者可以将其写到行程表上，每天有规律地进行练习，也可以在任何时候使用，如每当有不愉快的念头、情绪或者感觉出现的时候。我喜欢把它当作一种正念急救或危机反应。目的是为了中断压力之下我们自动化的反应循环，慢下来、允许其他的反应出现。正如你所想象的，它只要3分钟，包括三个部分：

1. 正念觉知和接纳

- 采用一个竖直的、愉悦的姿势，闭上眼睛，如果觉得舒服的话。花1分钟的时间回答以下的问题："我此刻正在体验着什么：在我的念头……感受……和身体中？"

- 只需要注意并承认你的体验，哪怕它们是你不想要的或不受欢迎的。如其所是地接纳当下。

2. 聚焦：正念呼吸

- 然后，花1分钟的时间正念呼吸：允许你的注意力跟随着你的呼吸进出；在这一分钟里，需要重新导向注意力多少次就导向多少次。花些时间完全处在这个当下。

3. 拓展正念的觉知

- 把你正念的觉知拓展到整个身体、姿势和脸部表情中。注意到你全身的情况，并且对它保持临在。如其所是地处在这个当下。

我喜欢把这个想成吃一块正念三明治：体验—正念呼吸—（再次）体验。正念呼吸是夹在两片体验之间的"肉"：呼吸之前一片，呼吸之后一片。每一次，它品尝起来都会有些不同，而挑战就在于，只需要简单地、如其所是地去体验。

| 第七章 |

以基础性的正念和接纳为内容的
干预与实践

对很多来访者来说，正念取向的治疗师永远都不会说出正念或冥想这个词，也不会请他们在家里练习冥想，或者鼓励他们做任何看起来与其他形式的治疗很不一样的事情，但是有些差异会很容易就能看出来。因为正念和接纳的实践远远不只是一套冥想技巧，它们是一种哲学、态度，也是面对生命和生活中的挑战的姿态。如果不采取正念和接纳的哲学与态度，练习本身很快就会变得空洞。事实上，这个哲学也可以用于其他理论取向的实践，允许治疗师在他们现有的知识基础上添加和重构。

这一章描述了基于正念和接纳原则的基础练习，其设计可用于各种来访者和问题，包括个体、夫妻和家庭，来处理诸如抑郁、焦虑这样的问题。比起干预这个术语，我更喜欢用练习，因为它暗示着治疗师和来访者的关系不是等级制的，而且与"问题"的关系也不是那么矛盾。第八章中描述的练习和活动专门用于处理夫妻和家庭的关系议题。

在本章中所描述的基础正念与接纳练习可以分为三类：

- **"行动中的哲学"**练习。这些是主要的练习，它们提供了一种途径，把正念与接纳背后的哲学原则应用到行动中去。

- **用于培养宁静的练习**。这套练习专门用于帮助来访者在面对人生的挑战时，发展出一种更大的冷静和宁静感。
- **对话中的正念体验**。这套练习是用以正念为基础的提问来帮助来访者辨别、反思和转化他们内在的以及关系上的体验。

"行动中的哲学"练习

"行动中的哲学"练习微妙地交织在整个治疗过程中，它主要是一种态度和一套假设，塑造着治疗师对痛苦和问题的关系，以及如何对痛苦和问题展开讨论，从而邀请来访者从一个新的视角来体验自己的处境。这些练习并不是直接倡导一个新的视角，而是在对话中温和地引入与困难有关的新的可能性。比如，"与问题交朋友"这个练习，如果把它作为一个新的框架提供给来访者，或者以更为现实的方式来思考某个情境，结果常常是失败的。为了让它富有意义，治疗师必须流露出一种清晰且持续的承诺，与来访者的问题交朋友，不在那些似乎难以承受的问题前退缩，也不因挫折和失望而慌乱。

与问题交朋友

"与问题交朋友"意味着正念地、如其所是地接纳。Chödrön(1997)做了很长时间的老师，她倡导正念地与个体最为痛苦的人生挑战互动，她把这总结为："这一刻正是完美的老师"。是的，她推荐与恐惧"亲密"地相处，这与我们当代的理性是相反的，而且公平地说，我们的生理条件使这件事情变成了毕生都难以完全掌握的一课。而且，就当你在人生中的某个领域掌握了它的时候，生活中的另一个部分似乎又出现了另一个问题，邀请你在新的情境下去学习这一课。

简单地说，与问题交朋友包括转变个体与问题的关系，从拒绝转变转为愿意"如其所是"地参与其中。这个姿态是自然而然地从正念练习中衍生出来的,正念是不评判地、慈悲地接纳一切,而不是过度地固着在上面或者抗拒它。这种愿意保持参与,但也不被它所淹没——维持一种宁静感——使人们能够在困难面前更有资源。

当大部分的治疗师听到可以把"与问题交朋友"当成一种干预方法时,他们常常以为是来访者要与问题交朋友。尽管这是一种可能性,但是 McCollum 和我(Gehart & McCollum,2007)提出,首先得要是治疗师与问题交朋友。与问题的关系不好的治疗师是无法帮助来访者学会如何与问题交朋友的。所以,这个干预方法要从治疗师开始。

治疗师与问题交朋友

大部分的治疗师在前几次治疗的时候都很擅长与问题交朋友,但是随着治疗的进展,这变得越来越难,因为治疗师的工作是要"赶走"问题、解决问题,或者以某种方式化解问题。它不仅是传统治疗形式的特征,也是更为近期的疗法的特点,如叙事疗法,它采取了一种与问题敌对的姿态,鼓励来访者"站到问题的对立面"(尽管抗争型的姿态并不是叙事疗法治疗师的唯一选择;Monk & Gehrat,2003;White,2007)。

对治疗师而言,他们只有在问题变得持续、抗拒改变或者消退后再次出现时,才会真正开始挣扎。这个时候,很多治疗师以一种方式或者另一种方式对问题感到更为不安,他们也许会认为来访者"阻抗",责备其他人破坏治疗过程,或者只是不期待来访者继续前来治疗。相反,已经学会了如何与问题交朋友的治疗师会很柔软、变得好奇,并且接纳这样的倒退,它们不仅是过程中的一部分,通常也是最有价值的学习机会。在大部分的情况下,它们能揭示出这个人目前正卡在哪里,以及是如何被卡住的(Chödrön,1997)。

与问题交朋友指的是与治疗中的起伏优雅同行,哪怕他们是"可以预防的"、是"阻抗的迹象"、或者说明来访者、治疗师、或其他人应该换一种做法。与问题交朋友为治疗师提供了一种焕然一新的感觉——"是的，这一点也是可以慈悲地面对的"，而不是一种"轻微—中度"的慌张感，觉得事情没有依照计划实行，我需要做些什么来尽快把它修好。与问题交朋友不是一个一旦学会就能终生掌握的技能；相反，它很像正念练习，是一个持续进化的过程，甚至在多年的练习之后还会浮现出新的样子。随着时间的过去，治疗师会更熟练地知道，什么时候有必要交朋友，以及如何适宜地去做。

为了具体说明这一点，我会举一个最近在治疗室中发生的例子——我如何不得不有意识地练习与问题交朋友。几个月前，我遇到了艾尔，他患有严重的慢性抑郁15年的时间了，对精神科药物和情绪稳定剂都没有反应。他也有严重的内分泌紊乱，包括甲状腺问题，他认为医生没有给予他适当的治疗。通常，我预期在治疗抑郁的前1—3次就能看到明显的改善；可是他什么改善都没有。当他在第三次治疗时这样汇报时，我非常地惊讶。一部分的我想要立刻把没有进展的责任归咎于身体原因，另一部分的我想要承担起缺乏起色的责任，但是我没有在那个位置停留太久。

在所有这些念头经过我的脑海一微秒的时候，我捕捉到了它们——然后停顿。在那一微秒的宁静中，我差一点失声大笑。我掉入了敌对模式之中，但是在掉到一半的时候接住了自己。在那一刻，我只需要承认，没有什么智慧的话语可说，也没有什么神奇的事情可做：除了臣服，并且与这个痛苦的情形交朋友——对他和我而言都是。然后，我才能用正念和宁静来让自己好奇和敞开，来了解更多来访者的经验，并且也能够敞开地讨论我可以如何帮助他，以及其他人或许可以对他有些什么帮助。我们更开诚布公地讨论了什么或许会有好处，在接下来的几个星期中，我们开始看到了一些进步，我也很自由地承认，这与用药的改变有关。尽管很难直接锁定进步的原因，但是我能够做到与问题交朋友，这对艾尔的帮助是至关重要的，他现在比我们刚开始见面时的情况好多了。

转变来访者与问题的关系

就很多方面而言，治疗师首要的工作几乎一直都是转变来访者与他们的问题的关系。然而，在以正念为内容的治疗中，需要与问题建立一种非常不可能的关系：就是好奇的、敞开的、愿意参与其中的。这种转变允许着改变和其他行动的出现。相比之下，如果来访者始终与问题处在僵局之中——要么是对抗它、要么是逃避它——那么久几乎没有什么别的选择，只能不断地重复他们一直以来在做着的事情。相反，一旦他们与问题的关系开始转变，立刻就会有新的回应问题的方式，并且会感到它们很自然就能做到。比如，在和一对夫妻一起工作时，这对夫妻的挣扎是感到家务活儿分配不均，帮助他们到达这样一个位置——"接受"他们两个人都不满意，而且这是一个对他们而言有挣扎的地方——通常这就能让他们软化。

尽管我认为这是不言而喻的，但不论怎样我还是要说一下：直接提出让来访者与他们的问题交朋友几乎很少见效。这通常只会让他们更烦躁。有时更糟糕的是，这会让来访者感到被轻视和误解。所以，帮助来访者与问题交朋友很多是来自治疗师非语言层面的提示，比如，愿意无畏地询问关于自杀倾向的细节描述，或者其他阴暗的想法，或者对来访者的幻觉描述处变不惊的反应。当治疗师表现出一种真诚的好奇和意愿，愿意探索和了解来访者最大的恐惧或痛苦时，这通常会让这份恐惧不再那么吓人，或者会让痛苦的程度减轻。在恰当的时候，治疗师也可以做一些具体的事情来邀请来访者与问题交朋友：

邀请来访者与自己的问题交朋友

非直接邀请

有两种最简单且非直接的方式来培养来访者与问题的友好关系，就是指出：(1) 来访者正在学习什么，(2) 当任何一个机会出现的时候，他们正在从问题中得到什么好处。

- **学习**：这真的是一个令人感到挫败（悲伤、失望，等等）的情境。你觉得自己从中学到了什么东西吗？

- **好处**：尽管这个情况并不好玩，但从你说的那番话中，听起来确实也有一线光明：（描述来访者已经分享过的例外，或者意料之外的好处。）

直接邀请

有些来访者——因为他们的精神信仰、抗逆力，或者乐观精神——似乎对于直接邀请更为敞开，即直接邀请他们与问题做朋友。我通常是在治疗关系已经建立得很好，而且来访者也已经到了一个能反思的状态时，才会这样做。我几乎总会预先说明并且事后跟进一句：他们不是一定要以这样的方式看待事物。

- **潜在的教训**：这对你来说是多么痛苦的经历。你觉得其中有没有任何正面的东西，是你可以从中学习的？

- **灵性**：你已经提到过几次，你信仰上帝。我很好奇，这件事情中会不会也涉及对上帝的信仰。你能不能想象一下，在这件情事中，恩典有没有可能以任何的形式蕴含在其中？

- **事情的发生都是有原因的**：你说过，"事情的发生都是有原因的"，你有没有想过，现在，在你的生命中经历这些事情的原因可能是什么？

- **"顺着它走"**：好的。所以你做不了什么事情来控制这个情况了。那么，如果你就"顺着它走"，会发生什么呢？如果这就是生命发给你的一手牌，你打算怎么玩？

- **幽默**：所以，既然宇宙已经以最优雅的样子拆解了你的人生，我猜现在你已经非常清楚地知道，你为什么学到了人生中的重要一课了。你现在已经把这些搞明白了吗？

在治疗中，无论来访者看起来有没有接受这些邀请，但仅仅是向他们提问就有强有力的效果，因为它引入了另一种思考自己脑海里与问题有关的重复性的念头的方式。所以，他们也许会在几个星期、几个月，甚至几年后接收到这些。事实上，很多来访者报告说，在听到这些奇怪的问题几个星期之后，自己还在想着这些问题。

无论有没有使用以上任何一个具体的技巧，来访者还是可以学着与问题交朋友。以下是一列常见迹象的清单，这些迹象说明来访者正在变得和自己的问题亲密起来：

说明与问题是好朋友的迹象

- **幽默**：能够对自己的处境自嘲的能力；这也许是最能说明与问题的关系很友好的指标了。

- **对好的部分感恩**：对与这个挑战有关的学习感到感恩，感觉学到了一个与生命有关的终极的好教训。

- **奥秘**：感觉到对生命的敬畏和尊敬，哪怕它没有像自己预料的那样发展。

- **灵性**：用灵性来应对，产生希望，或者找到力量。

- **不责备**：不责备任何一个人，包括自己，也不责备任何一个特定的情境。

- **没有"如果"或者"万一"**：避免去想"如果"或者"万一"这样的诱惑。

拥抱"事物"和"人们"本来的样子

大部分的来访者都是带着改变的希望来做治疗的：改变自己这个人、改变自己做的事情，或者改变他们的感受。在夫妻和家庭的案例中，他们通常也想改变，但是改变的对象是别人：他们的伴侣、孩子或父母。大部分的治疗师都想快一点进入，试图尽快地实现想要的改变：实际上，来访者、保险公司、第三方付款者都提倡这样做，还有很多流行的疗法多多少少也是这样，如认知行为疗法、系统疗法和聚焦于解决方案的疗法。正念取向的治疗却悖论性地提出，改变的第一步是"如其所是"地接纳。个体不需要在接纳的过程中花太长时间，但是需要做得充分，这也许会需要一次会谈的时间，或者几个月，主要取决于是什么问题。比如，接纳一个人不适合发展为约会的对象也许只需要一次咨询；接纳失去了一个孩子，这也许需要好几年，甚至一生的时间。

"如其所是地拥抱一切"直接来自于正念练习，在练习中，练习者接纳自己的意识中浮现出来的一切：既不试图把它推出意识之外，也不过度认同它。在处理情绪和心理议题时，为了能够"如其所是地接纳"，需要进入不想要的感受、念头或者行动中去，完全与它们同在，而不是否认它们，或者在心理上以某种方式抽离出来，或者通过把它客体化、物质滥用或分心的方式。这种接纳感觉起来常常像是一种投降（臣服），因为人们最终不再"对抗"；尽管那些很困难、有淹没性，但是它会令人谦卑（因为你最终体验到了自己一直以来在回避的东西），同时，它也带来了某种形式的释然。

在关系中，如其所是地拥抱包括接纳此时此刻这个人的样子，知道在那个特定的瞬间，每个人都尽自己最大的努力了。如果这个人的行为或者态度对我们造成了严重的、哪怕是中度的痛苦，这就会很有挑战性。在关系当中，如其所是地接纳对方特别难，因为对方影响着我们自己的幸福感、人生选择、日常生活的舒适度以及梦想的实现。在关系情境中沉浮常常比处理自己脑海中的念头难多了，因为那似乎更无望，也会让人更无助。然而，记住这一点很重要——在关系中的臣服并不是指个体应该永远接受对方不当的对待或虐待；它的意思是指打开自己去充分地如其所是地体验，而不是疯狂地试图修好、强迫改变或逃避。

很显然（我希望），仅仅是告诉某个人要接纳他们的问题很少会有帮助。让来访者在他们寻求帮助、最脆弱的时候，试着强行让他们拥抱自己的处境，这也会是徒劳的。然而，以他们感到安全的方式，邀请他们对自己的体验变得好奇，能够很快就让他们向"如其所是"敞开。在数量惊人的案例中，就在真诚地如其所是接纳的那一瞬间，问题显著地缩小，突然间似乎变得可以管理的，而且行动的道路也变得清晰了。

比如，我的一位来访者约翰，已经有很多年没来见我了，他在一次惊恐发作后给我打电话，说事情从来没有那么糟糕过，他的人生正在分崩离析。他的妻子已经决定离开他了，他最大的女儿最近被抓到抽大麻，还和年长的男孩在一起，他最小的儿子坦白自己是同性恋；他自己的工作进行得还算顺利，那里是他的安全天堂。在我们的治疗中，我开始用以下的问题好奇地探索事情的发展。当我问到婚姻——这个情况令他感到惊讶了吗，他理解妻子为什么有这些感受吗——他很快承认"不惊讶"，也"不理解"，因为他很多年前就不再尝试了，只不过想要熬到孩子们毕业的时候。在探索女儿的事情的时候，他说他的家庭和他妻子的家庭都有物质滥用的问题，他年轻的时候曾经挣扎过，而且一直很担心他的孩子们。最后，在说到最小的儿子时，他承认自己在儿子小的时候就一直怀疑可能有这样的问题，因为他更喜欢姐姐的玩具，讨厌运动，而且和其他的男孩子们从来都合不来。

我们的讨论进行得很慢，有很多安静的停顿，好让他说的话在空气中逗留。当话语逗留的时候，我会带着好奇心敞开地倾听，允许这些话语在我的内在回响；当我这样做的时候，约翰似乎也在自然地做着同样的事。每句话的现实性在静默的停顿中冲刷着我们。每句话都被神圣地对待，值得深深的思考和反思。在我们50分钟的会谈结束的时候，约翰已经不再惊慌，而是很安静、很沉着。沉着，但是是在一种更大的平静之中。因为他更能够接受每一个家庭成员正在发生的情况了，他对于需要发生些什么变得更清楚了。对他的妻子，他相信离婚是不可避免的；他原本希望可以晚一点，但是如果需要的话，他也愿意现在离婚。至于女儿，他感到内疚，婚姻的问题或许增加了她想要滥用物质的欲望，但是他也相信，他需要参与到女儿的生活中去，来帮助她走上正道。至于儿子，他的出柜对父亲来说是一种丧失——他承认自己感到失望——但没有震惊。事实上，他更急切地想要放下自己的希望，开始迈向更大的接纳，因为他知道儿子作为一名青少年同性恋者，需要他的支持来面对很多的挑战。我帮助他如其所是地去接纳，并没有帮助他"解决"问题，但是促使约翰找到了与问题之间更大的平静，也有意识地选择了符合他自己的价值观和理想的行动。

生成接纳的对话

在他们的合作式治疗方法中，Anderson 和 Goolishian(1992) 描述了他们的方法："化解问题的对话"，在对话中，他们邀请来访者对"问题"的不同定义充满好奇。尽管它最初的构思并不是一个"接纳"的技巧，但我发现，它让来访者共同参与到这个过程中去，并对自己的问题感到好奇，几乎可以导致他们毫不费力地"如其所是"地接纳：因为，为了要对某些事情感到好奇，你必须先承认，而不是否认或逃避。对一个痛苦的议题展开好奇的对话，这比起实际的问题解决或那些"很真实"的方法要安全得多，也更容易参与进去。为了让这样的对话发生，治疗师需要创造出一个安全、敞开，甚至好玩的情境。

为生成接纳的对话搭台布景

以下特征为生成接纳的对话设置好了舞台。

- 慢慢的：对话的节奏应该是缓慢的，允许所有参与者都能听到自己说的话，也有时间让它"沉淀进去"。

- 反思性的停顿：在谈话之间允许停顿，鼓励来访者思考自己刚才说的关于自己、关于治疗师和关于治疗中的其他人的话。这些不应该是强加的，而是通过真诚的好奇心自然地表达出来，也许还可以有一些"嗯"或者鼓励来访者反思的话——"这个想法很有趣"。尽管只持续几秒钟，这种停顿能够显著地提高来访者对于房间里正在发生的事情的临在。

- 逗留：当来访者说了一些对他们而言似乎非常重要的话时，治疗师通过重复这些富有意义的、"很有负荷"的话语，来允许这些话在空气中逗留，允许这些话语通过一个停顿，在每一个在场的人脑海中回响。

● **真诚和临在**：就如我在第四章中已经探讨过的那样，治疗性临在——深深地感觉到治疗师作为另外一个人临在着——也是为"如其所是地接纳"搭台布景的关键所在。

把接纳邀请到对话之中

产生接纳的对话的关键，在于一个良好的、诚实的好奇心，这对受过良好训练的专业人士来说非常地困难，就"专业人士"的定义而言，他们原本就应该比普通大众更清楚究竟在发生些什么。与人们所预期的相反，对于一个心理卫生专业人士而言，从一种真实的、无知的、好奇的状态出发与来访者互动，需要非凡的纪律性。为了做到这一点，他们需要悬置技术性的知识，同时为了从来访者的角度理解他们的世界而展开对话（Anderson，1997）。

就其本质而言，治疗性的好奇心包括一种热情的意愿，愿意学习来访者的世界中的逻辑。从建构主义的角度来看——一个佛教心理学家和后现代治疗师们都拥护的视角——并不存在理所应当的或者固有的意义，那些总是要归因于观察者（见第二章中的完整讨论）。所以，不是顺着某个人自己的逻辑或者某种特定治疗流派的逻辑，建构主义者意识到，在来访者的世界中只有一种逻辑行得通：来访者的逻辑。治疗师的工作就是做一个负责任的而且很有好奇心的拜访者，询问事情为什么是它们看起来的那个样子，事件之间的关联逻辑，以及从这些事件中提取出来的意义。

每个人都从自己所生活的不同的文化和世界出发来创造这个逻辑系统，包括他们的家庭、朋友、民族和宗教传统、媒体来源、社会阶层、生活的社区，等等。所以，每个新的来访者都会向治疗师揭示出一个新的世界和逻辑系统。很确定的是，很多人的世界中的逻辑都会有共同的主题——关于美、财富、女性——但是每个人都是以独特的方式把这些较大的社会观念整合到自己的内在的。通过对来访者的世界的逻辑表示好奇，来访者不仅能更容易做到如其所是地拥抱它，还能够很快地了解到，他们的体验实际上并不完全是"真实"的，而只不过是一种建构。

用好奇的问题邀请接纳

与其直接鼓励来访者如其所是地接纳，不如用以下的问题通过好奇来安静地邀请接纳。在回答这些问题的时候，来访者的内在正在以一种安全的、可以承受的方式，如其所是地与他们自己的世界互动。

- 你说自己一直感觉到 XX（比如，抑郁）。有很多感觉 XX 的方式，你能不能具体地分享一下，对你来说那种感觉是什么样的？

- 嗯。这个很有趣。（我从来没有像这样想过。）你能再多说一些吗，所有这一切是如何聚合到一起来配合你的？

- 你从刚才对那个情境的描述中得出了一个什么样的理解？（继续探索无数的可能性，不见得要去调和不一致的或者互相矛盾的观点）。

- 你能说一说，你做出这个决定（理解到这层含义）背后的逻辑是什么吗？

接纳和伤害

哪怕是小事情有时也难以接纳，更何况是个人层面和伦理层面这种更大的问题。当其他人对你使用了暴力、背叛了你，或者有意识地设计陷阱伤害你时，你要如何如其所是地"接纳"呢？在这些情况下，为了如其所是地接纳，来访者需要能够充分地认识到这些事情实际上已经发生了，而不是回避痛苦的现实。实际上，有些人会争辩说暴力的循环之所以持续存在，部分是因为有些受到虐待的人通过找借口或不去正视正在发生的事情的严重性，而不去接纳，只是逃避。"接纳"的意思并不是指接受虐待或者不健康的关系；相反，它包括承认有些事情没有用、信任已经被破坏了、有些事情不太对。当出现背叛的时候，最困难的部分就是在情绪上接纳这件事情已经发生了。"如其所是地接纳"的过程要求人们在认知和情绪上承认已经发生的事情，然后为自己的回应负责，而不是出于冲动或逃避而行动。当信任遭到背叛，"如其所是地接纳"也许涉及采取合理的行动来保护自己，或者让自己离开那个情境。在另一些情况中，也许涉及走向和解和原谅。正念的过程帮助来访者把中正的、反思性的临在带入那个情境中，使来访者能够避免自动化的、膝跳反射式的回应，从而帮助他们做出保护性的选择。

培养智慧和慈悲

正念取向的治疗有一个明显的特征，即它的重点不在于只是终止有麻烦的症状或者冲突，而是迫切地帮助来访者培养智慧，或者，更简单地说，帮助来访者培养更为有效的人生哲学——比起他们最初拥有的人生哲学而言。培养智慧的目的在于预防问题日后再次出现，同时也是基于佛教中的假设，苦的主要起因在于无知（一行禅师，1998），而不是疾病、糟糕的基因、没有思想的伴侣、心灵受伤的孩子，或者不安全的依恋模式。因为无知无法轻易地治好，一个人必须有意识地成为一个寻求智慧的人。事实上，人类头脑的默认感知方式会自然地产生妄念，从而创造出无知（即看到分离性、寻找安全、看不到自己在创造意义的过程中的贡献，等等），所以需要持续地、齐心协力的努力来克服这种倾向，并且实现更大的自由和平静。所以，正念取向的治疗包括对智慧的追求，这是它后期的目标之一。

一开始就要澄清的是，治疗师并不是智慧的来源，他只是一个鼓励来访者去寻找智慧的人。我不敢认为自己有足够多的智慧来教导智慧，但是生活已经把我变得足够地谦卑，知道寻求智慧是作为一个人、减少痛苦的重要部分。所以，在这个情况下，治疗师的角色就是成为一个接生婆，成为人生旅途中的一个行者。仅仅是通过帮助来访者学会反思，他们在生活中的挣扎教导了他们生命的一些什么真相，这就是寻求智慧的开始。

在夫妻和家庭治疗中经常会出现的人生洞察包括：

- 你无法改变另一个人。

- 在你归咎到孩子或者伴侣身上的问题中，你往往也是其中很大的一个原因。

- 其他人最让你感到困扰的事情，也是你自己身上的一个问题。

- 一个人身上大部分看起来固定不变的品质，通常都只是这个人在某些情景、背景和关系中表现出来的一种品质；如果行为难以忍受，那么请改变背景。

- 对某种特定行为不一致的强化和反应，往往会增强这个行为。

- 爱几乎可以疗愈一切。

- 爱是生活中最宝贵的东西。

- 比起干净的房间，更重要的是让某个人看到你在乎他。

- 唯一一个活出梦想的时间就是现在。

- 生命并不公平或者符合逻辑；它只是如其所是。

在咨询会谈中，通过让来访者注意到他们正在经历的挣扎使他们学到了什么人生教训，很容易就能培养起来访者的智慧。通过把来访者的注意力带到这些主题上，并且把它组织成对来访者有意义的文字，可以帮助他们收集重要的人生教训，并且增长他们的智慧。比如，当我在和如今很多繁忙的家庭一起工作时——哪怕夫妻中有一方待在家里陪伴孩子——他们来到我的办公室，经常是为了学习，全然地、正念地和彼此在一起，比所有那些我们能为孩子做的美妙的事情更重要：私立学校、足球队、音乐课、语言学校，还有玩伴。帮助家人意识到事情的轻重缓急，并且把这个与经过转化以后理解的生命的真谛联系在一起，我们就是以这样的方式帮助来访者培养出对他们的生活富有意义的智慧。

引发智慧反思的问题

这类问题可以用在治疗后期、已经有所进展的时候，来帮助来访者以能够培养智慧的方式反思：

- 在学习如何更好地处理 X 的时候，你学到了什么类型的教训或者洞察？

- 根据这个原则做事之后，你对自己是什么感觉，或者你是怎么看待自己的？

- 你见过生活中还有什么人，也有过这个教训或这个处事原则？

- 这个关于人生的洞察是你想要整合到自己个人的历史中去的吗，它会不会影响你未来的决定？如果是的话，你会怎么做？

- 你生活中还有没有与你共享这个价值观或信念的人？如果有的话，有没有哪些方式是你们俩可以互相支持、从这样的角度出发去生活的？

- 如果你能依照这个原则生活，你打算如何改变你的人生、关系、自我，等等？

除了从"如其所是"中收集智慧之外，治疗师还可以帮助来访者透过阅读、与他们尊敬的人或者比他们更有智慧的人交谈、触及他们的宗教传统或者其他的宗教传统来培养智慧。当来访者正在经历某个人生挣扎时，我常常鼓励他们找一些鼓舞人心的读物，来帮助他们保持已有的视角，或者就这个问题发展出一个新的视角。如果他们自己有一个灵性的传统，或者对灵性传统有一些兴趣，我就会鼓励他们与相关的人、群体或读物进行联结，来深化他们的理解。有一种思考宗教和灵性修行的方式，就是他们是智慧的来源，通常也是对困难的人生境遇很有用的新框架。

如果来访者已经在练习正念了，这会让他们更可能"跌跌撞撞地"遇到智慧和洞察。这样一个练习——开始慈悲地观照自己头脑的运作并让它安静下来——似乎会让一个人固有的或者潜在的智慧浮现，并且让这些智慧更容易被触及。比如，我曾经合作过的一位来访者，有好几年的时间经常去寺庙，同时也挣扎于严重的慢性抑郁。在咨询会谈中开始练习正念以后，她很快就发现，她去的寺庙里也有基于犹太教冥想传统的冥想课程。她开始参加这些课程，同时她的拉比也会与她就这些练习做一些交谈。她开始发现，哪怕自己认识这位拉比好几年了，也听他讲话几百次了，不知怎么地，她发现他在冥想团体中说的话深刻得多，也鼓舞人心得多。尽管很难判断这个情况的原因——主要的差别在于小团体的形式，在听他说话前先冥想，还有她的生活境遇也在改变中——但是，这些事情的组合导致她得到一个很深的洞察（人生可能在任何一刻结束，所以你必须仔细品味这一刻），这最终使她在某一天的下午，结束了自己长达两年的抑郁，并且转化了她对自己那枯燥无味的婚姻和空巢的态度。这段时间之后，我们的治疗开始集中于如何把她的洞察实践起来，以及学着如何更有规律地、持续地活在当下。

培养宁静的练习

以无知为专长

佛教心理学把心理健康定义为宁静（equanimity）（Gehart & McCollum, 2007），当生活遇到挑战的时候，要做到这一点并不容易。在机会来临的时候，治疗师可以通过帮助来访者"种下宁静的种子"来做到这一点，这就包括好的时间、坏的时间，以及两者之间的时间。所以，这就意味着宁静的种子可以在治疗的整个过程中播种，因为宁静的关键在于意识到，生活就是会在这三种时间之间游移——好的、坏的和两者之间的——以一种频繁的、难以预测的节奏流动。因为这是很难学会的一课，所以在这三个阶段中都去教来访者，会使他们更容易掌握。

在美好的时光种下宁静的种子

策略派家庭治疗师们很出名的做法就是请来访者在他们开始有进步的时候"慢慢来",这是一种悖论技巧,可以让叛逆的人进步得更快,也能在他们倒退的时候得到一些缓冲;无论是哪一种,都是好的(Haley,1987;Segal,1991)。正念取向的治疗师也会做一些类似的事情,但是原因不一样。当来访者取得进展或有了进步的时候,把来访者的注意力带到更大的画面上——伴随着他们一生的起起伏伏,这可以帮助他们发展出一种更大的宁静。不是为了抑制他们对于成功的兴奋,而是在他们好的时候请他们注意到这些起伏,以这样的方式设定一个框架,来帮助来访者仔细地品味、正念地体验自己生命中的美好时光,同时也认识到这样一个事实——好的时光也会过去。比如,当一对夫妻或者家庭在经历了挣扎之后,发现自己正处在一段和谐的时光之中,治疗师可以邀请他们注意到这一点,同时种下宁静的种子:"这就好像是你们对沟通模式的关注,你们已经能够更好地化解各自的差异了。希望你们也可以把这个过程用在下次遇到冲突的时候。以后可能还会遇到更多的冲突,但是希望下一次你们能够在它出现的时候更好地认出它来,也知道如何更好地回应。会有一些什么警告信号呢?你们可以如何基于在一起所学到的东西来回应?"

正念取向的治疗师在与此相关的主题上,或许会想要考虑向积极心理学家学习。积极心理学家会在这个佛教练习的基础上再增加一个内容:就是请来访者们把他们的好时光和好品质视为稳定的,把坏时光视为例外或暂时的(Seligman,2002)。这个推荐是基于对幸福感高于平均数的人的研究做出的。在上述例子中,治疗师会鼓励来访者把好时光视为典型情况,而且通常是可以预期的,同时也知道挫折和挑战会不可避免地在沿途中出现,但是他们能够处理。

在好时光中培养宁静

当来访者已经取得了与目标有关的进展时，可以用这些问题和评论来帮助他们培养宁静：

● 今后的应用：你有没有学到如何处理这个问题？

● 为挫折做好准备：在1—10分的量表上，10分表示非常有信心，当这个问题再次出现的时候，你有多少信心？你在那个时候如何更好地处理这个问题？

● 起起伏伏的视角：当你想到，你的人生中或许会经历这个问题的起起伏伏、来来去去——希望下次它来的时候不再像你最初刚来做咨询时那么严重——你有些什么想法？

● 拓宽背景：你能仔细品味现在的好时光，同时仍然在脑海中记得那个更大的画面吗（沿途中还会遇到困难的时候）？

● 人生视角：在处于好时光时，你能往后退一步，看一看你的整个一生吗？你看到了那些好的、坏的和介于两者之间的画面吗？

● 灵性视角：从你的角度来看，在一个人的一生中，好时光或许扮演着什么角色？

人们通常有这样的一些迷思和幻想，认为只要有足够多的治疗、努力，或者金钱，就能过上没有问题的生活，以上的这类提问对这些会很有帮助。尽管这些想法基本上对我们所有人都是很有诱惑力的，而且很讽刺的是，正是这些想法在很大程度上驱动着人们去做一些诸如正念之类的事情，但是它们仍然是天真且具有误导性的。治疗师应该避免残酷地捅破来访者与此相关的"希望的泡泡"，但是他们也应该愿意并且温和地在好的时光后面铺上点背景——即它们不可避免的伙伴：有挑战性的时候。

在困难的时间里种下宁静的种子

在来访者经历困难的时候——通常这正是他们来寻求治疗的原因，所以在治疗的早期或中期阶段——治疗师可以通过放大来访者当前的人生观来帮助他们培养宁静。治疗师可以帮助来访者拓展他们对当下处境的看法——看起来似乎是无法解决的，而且可能会永远存在下去，但实际上很少会那样——把它看成是生活中难以避免的暂时性波动。有几个选择可以用来帮助来访者拓展他们对当下处境的看法，如提问、邀请反思，或者考虑假设的情景。这些可以用来帮助来访者保持对自己的处境的正确认识。

在困难的时候拓展视野

治疗师有很多种方法可以用来帮助来访者记住这个问题更大的画面，而最为恰当的选择要取决于特定的来访者和特定的问题。这些只应该在来访者感觉到被治疗师听到、接纳了之后，需要考虑更大的背景时才去探索。这些选择有：

- 把实际问题与担忧区分开来：对于我们大部分人而言，在我们探索问题时，似乎醒着的所有时间都被这些问题占据了，而现实是，我们日夜在想着它们，它们实际上对我们日常生活的影响是很小的。你能不能估计一下，自己每一天/周实际上有多少时间是用在体验这个问题上的？这个时间与你用在思考和担忧这件事情上的时间相比怎么样？

- 用现有的好的地方作背景：此时此刻你人生中有没有好的地方？如果有，你生活（一天/一周）中百分之多少的时间是被问题占据的，有多少是好好过的？

- 从未来重新审视：在5年、10年、20年以后，你认为自己对这个问题仍然会有多少担忧？

- 整个人生的视角：如果你往后退一步，看一看这个情境，你这个议题占你整个人生的百分之几?

- ●灵性视角: 这个问题从你的灵性和宗教的角度可以怎么看? 你认为,
  为什么人们一生的旅程中有一个部分需要体验问题? 从你现在正在经
  历的事情中会出现好的东西吗?

在和倾向于悲观和无望的来访者一起工作时,治疗师有时必须更努力地工作,来得到行为上的或者更为客观的描述,以此来引发精准的、公平的答案。在有些情境下,比如来访者有严重的创伤史或者受虐史时,可以把注意力引向未来,强调创伤的阶段在他们的生命中终将结束(在治疗的帮助下),他们的生活终会到达一个更好的地方,以这样的方式来培养宁静。

在两个时间之间种下宁静的种子

除了"好的"时间和"坏的"时间之外,人生中还会有一些在两者之间的时候。这些普通的时间段也是生命持续不断的起伏中的一部分。对很多当代的文化而言,处在两者之间的阶段常常比真正困难的时期更令人害怕,因为人们感到随波逐流、没有目标,或者甚至很无聊。我有过一些来访者,他们对戏剧性的情况已经习以为常,所以当生活安定下来的时候,他们反而感到焦虑,报告说自己会有意尝试搅起一些兴奋点或者麻烦。治疗师可以帮助这样的来访者学习,只是允许自己漂流,"安住"于两者之间的时光里,知道生活会变好或者变糟,但是生活仍将继续,而且他们会持续地体验到高低起伏。

很讽刺的是,一个人越能接受生活中的高低起伏,起伏的状况就会越少。对两者之间的模糊性安然以对,这样会特别有好处,因为就很多方面而言,一个人越能培养出更多的宁静,生活就越会看起来既不好也不坏——只是生活本来的样子而已——而且它很美。

在两种时光之间可以问的问题

当来访者报告自己并没有很好也没有很糟时，以下这些问题可以帮助他们培养宁静：

- **在这两种时光之间的正念体验**：这个很有趣。你说自己感觉好像还没有实现目标，但是也比刚开始的时候好多了。你现在正在两者之间的这个地方。你能描述一下现在的这个位置是什么感觉吗？处在这个位置，你有些什么想法和感受？

- **正念地体验进展**：你说过，你还没有完全实现目标，但是感觉自己有了些进展。你能描述一下，处在最好和最糟之间是什么感觉吗？哪些是你喜欢的？那些是你觉得有挑战性的？

- **正念地体验挫折**：这个星期的情况比上个星期糟糕一些。你能说说，不像刚开始的时候那么糟糕，比起上个星期又不是那么好，是什么感觉吗？关于这一点，你有些什么想法和感受？

- **正念地反思生活的高低起伏**：你说你并不是真的很高，也不是很低。如果你往后退一步，看一看到目前为止你的整个人生旅程，然后想象未来，你认为有多少比例的时间会这样"平凡地"度过？鉴于你可能会有很多时间是在"两者之间"的，你打算怎么度过这样的时间？

- **灵性视角**：从你的角度来看，这段"两者之间"的时间在灵性旅程中扮演着什么角色？

治疗会谈中的正念体验

念头和感受的正念体验

在与个体、夫妻或家庭一起工作时，帮助来访者学习如何观察自己的念头和感受，这在很多事情上都会有帮助。练习正念的来访者通常会在正念观察上有很重大的体验，所以会在最小量的敦促下有所反应。然而，大部分的来访者并没有培养起良好的练习习惯，会需要更多一些的结构和鼓励，特别是当他们和所爱的人在进行着困难的对话的时候。

在家庭治疗领域，有几位治疗师发展并建立了用来评估当下时刻体验的模型和方法。比如，在情绪聚焦疗法中，Johnson（2004）会帮助夫妻识别各自在次级情绪和需要背后的主要依恋情绪，比如，有一位来访者对伴侣忘记了一个纪念日而感到很生气，治疗师帮助这位来访者暂停下来，探索更深层次的恐惧和感受，是哪些导致了愤怒的表达。Johnson 用唤起记忆的回应和共情的推测来帮助来访者与自己内在的体验同频。

相类似的，当 Andersen（2007）听到了一个似乎具有特别含义的词语或看到了一个重要的非言语的表情（这个人并没有试图隐藏）时，他会请来访者辨别一下，在这个词语或者表情里有些什么，他常常会问，如果这个词或表情会开口说话的话，它会说些什么。比如，"如果你紧握的拳头现在能够说话的话，它会说什么？""当你看着'单独'这个词时，你看到了什么？"这样的问题都是在邀请来访者对自己的体验更为正念。Andersen 邀请来访者打开自己的眼睛和心，仔细地体会自己创造的意义。

除了这些以及一些其他的对话方式之外，治疗师也可以运用在冥想练习中所用到的正念观察原则，鼓励来访者更正念地与自己的内在世界相遇。所有这些方法都是在帮助来访者观察他们在治疗中每个当下的念头和感受，帮助他们创造与这些体验的新的关系。这种看待问题和感受的新视角转化着来访者活生生的体验，也使他们可以用更有资源的方式来处理问题。

引导式正念观察

如果来访者愿意的话，你可以邀请他们在治疗会谈中花一些时间正念地体验这些困扰的念头和情绪。

"你说你感到／认为 X。你能不能花些时间，只是去观察并注意这个念头／感受——注意与它有关的细节"：

- 是有一个念头／情绪还是有很多？

- 它主导着你的头脑还是飞快地进进出出？

- 是熟悉的还是不熟悉的？你对它有没有次级的想法或者感受？

- 是很强的还是很弱的？

- 你在身体的其他地方体验到它了吗？

- 有与它相关的颜色或画面吗？

- 有些什么其他的想法和感受与它有关？

- 它让你感到累、疲劳或者一些其他的感受吗？

- 它是怎样影响你对自己的感受的？怎样影响你对一天的感受的？怎样影响你对人生的感受的？

在正念地体验了一段时间之后，治疗师和来访者可以讨论一下这些观察的意义，即如何在治疗之外与这些想法和感受建立联系。

除了以上这些直接的或引导式的、正念观察问题的方法之外，治疗师也可以用一些更加微妙的提问来鼓励来访者以新的方式与他们当下的体验建立关系。

用对话来邀请来访者对念头和感受的正念观察

- 在一个想象中的房间里观察：想象你可以把这个困扰的感受／想法放在一个房间里，然后关上门，去外面某个安全的地方，透过窗户观察它。描述一下你在房间里看到了什么，注意到了什么。

- 如果它能开口说话：如果那个（来访者提到的符号、词语、比喻）能说话的话，它会说什么？

- 正在发生什么：此时此刻你的内在正在发生什么？（问夫妻：当你的伴侣在说话的时候，此刻你的内在正在发生什么？）

- 向内看一看：如果现在有个人可以看到你的内在，他会看到什么？

在治疗对话中邀请来访者直接或间接地正念体验念头与情绪之后，治疗师应该邀请来访者思考他们注意到了什么，并反思一下，他们可以如何运用这些来改善自己的处境。

对正念体验进行反思

在做过以上任何一个练习之后，治疗师可以邀请来访者思考他们学到了什么：

"似乎你可以从一个略微不同的角度来体验你的想法和感受了。我可以问一下吗？"

- 关于这个情况，你有新的想法或感受吗？

- 有没有哪些事情让你感到惊讶了？什么让你惊讶了？

- 从这个经验中，你有没有获得任何的洞察或智慧？

- 你有没有对处在这个情况中的自己和别人多了一点点慈悲？

- 你有没有体验到什么，让你对下个星期如何处理这个情况有了些主意？

- 基于你刚刚所描述的，你觉得你讲给自己听的、关于这个情况的故事会有什么样的变化？

对关系模式的正念觉察

如果要去探究细节的话，你会发现夫妻与家庭治疗和个体治疗之间的区别在于，前者聚焦于关系互动的模式（Sprenkle，Davis，& Lebow，2009）。大部分夫妻和家庭治疗的专业人士，不论房间里只有一个人还是很多人，他们都会保持这个关系性的视角。事实上，我认为在帮助个体时，维持一个关系性的视角——仔细地关注来访者与他人互动的模式——甚至更为重要，不然的话会很难避免陷入到与来访者的共谋之中，一起反对他们生活中的重要他人，因为你只听到了故事的一个面向。

通常，人们对于自己的问题互动模式是如何展开的只有很模糊的觉察，因为当事情发生的时候，他们总是处在很高的情绪状态。这种回忆起自己的模式的困难，或许与应激反应或者创伤体验发生时记忆功能受损有关（Siegel，2010b），而且很多人在与所爱的人吵架时，要么会勾起以往的创伤，要么会把那次吵架体验为一个新的创伤，所以，帮助来访者清楚地识别这些模式，特别是他们在互动中的那个部分，是他们发生改变的非常重要的一步。一旦辨别出了有问题的互动模式，治疗师就能帮助来访者让这个过程慢下来，正念地觉察每个当事人的情绪、恐惧和念头，这些正是痛苦的互动模式的燃料。通过在这个过程中把慈悲带给自己和他人的情绪，就有可能出现更多的理解以及新的行动。

以正念的方法观察关系模式，是建立在常见的观察互动模式的练习的基础上的，再加上好奇的、正念的方法。传统的系统派的方法旨在中断有问题的互动过程，从而使系统可以自然地重新组织（Watzlawick，Weakland，& Fisch，1974）。相比之下，认知行为治疗师教育他们的来访者用更好的方式互动（Gottman，1999）。正念的方法是用对当下时刻的觉察和对互动的反思来邀请来访者辨识出对他们而言更好的关系选择。

用提问的方式把最初的觉察带入有问题的互动模式中去

治疗师可以通过调整各种家庭治疗的技巧来帮助他们的来访者把觉察带入自己的模式中去，最明显的一个技巧就是系统性循环提问和用叙事的方法绘制出行动和意识的地图。米兰系统疗法中所用的循环提问（Selvini-Palazzoli，Cecchin Prata，& Boscolo，1978）是以一种好奇的、不责备的方式追踪互动模式。开始的时候问的问题是：在情况"正常"（不紧张）的时候，系统中的每个人在做什么？然后追踪紧张度上升、达到高峰——以及最为重要也最常被人忘记的——回归常态的时候人们的互动模式（见第五章中更为详细的讨论）。循环提问也可以用做"以叙事的技巧绘制行动和意识的地图"的变换形式，它把行动与心理过程、故事和关于这些行动的意义区分开来（Freedman & Combs，1999）。

正念地觉察关系模式通常包括以下几点：

- 把觉察带到有问题的互动模式中
- 在互动过程中把觉察带到内在的体验中去
- 把正念的、慈悲的觉察带到互动模式中去
- 用思考来改变互动模式

正念地反思有问题的互动循环

把觉察带到有问题的互动中去

- 你能描述一下事情进行得如何吗——什么时候事情进展得不错，或者至少没有问题。当 A 这个人做 X 的时候，B（C 和 D）是如何回应的？A 又是如何回应那些的？
- 如果有迹象表明紧张度正在升高，会是些什么迹象？谁做了什么？还有每个人会如何回应？
- 当问题变得严重时，是谁做了什么？每个人是如何回应对方的——或

者试图不回应对方的?

- 这个问题最终是如何化解,并让情况恢复"正常"的?是同一个人道歉或者促进和解吗?还是不同的人在不同的时候做的?

- 其他人对这种循环是什么感觉?受到了什么影响?

在互动期间把觉察带到内在的体验

- 在"正常"的各个阶段——紧张度升高—紧张度很高—紧张缓解—恢复"正常",每个人的内在发生了什么?

- 在各个阶段,每个人的安全感怎么样?他们是如何表达自己的不安全感的:愤怒、受伤、攻击、逃避,等等?

- 其他可能受到这个循环影响的人在发生着什么?

把慈悲的觉察带入这些互动模式中

- 在认出这个循环之后,有没有哪些元素更容易理解了?或者对它更有慈悲了?

- 当你往后退一步,开始理解其他人的不安全感和你自己的不安全感时,你对这个互动循环的看法会有什么不同吗?

- 你能对其他人感觉这段关系突然好像不安全了或没有支持性了产生慈悲吗?

对很多来访者而言,仅仅通过把觉察带到这些模式中,就能帮助他们提升改变的动机,以及辨别出最好的改变方式。治疗师可以通过邀请来访者对此进行针对性的反思来深化这一过程:

反思改变互动模式的可能性

- 既然你已经更清楚地看到了这个模式,那么对于如何打破这个循环你有想法吗?在这个循环开始的时候,有没有哪个点是你可以有些不同的做法的，比如休息一下、换一种方式表达自己，或者以某种不同的方式回应？

● 有没有哪些简单的做法可以用来打破循环，比如避免某种情形，或避免让某些人聚到一起？

● 下一次当这样的情况再次发生的时候，什么可以用来提醒你们，自己正在进入一个负面的循环中？

● 这个模式正在开始的最明显的迹象是什么？那些哪怕你们很不愉快也一样能注意到的迹象——你们可以把它作为信号提醒自己正在进入循环中，或者如果不采取回避行动的话，就会开始进入负面循环了。

● 在你们能够停止或者减少互动模式的强度的时候，你们能够从中学到些什么？其中哪些是可以利用，并加以推广的？

正念地活现有问题的互动模式

尽管个体的焦虑和抑郁不会在一对一的治疗中明显地显现，但是在夫妻和家庭治疗中，他们的问题——通常是冲突性的互动——常常会在治疗中"活生生地"表现出来：爆发争吵，人们开始吼叫、哭泣，或者死一般的寂静。萨尔瓦多·米纽秦最先描述了如何用活现（enactment）的技巧来管理此类情况，这也成为了几个以实证为基础的疗法的核心特征，包括情绪聚焦疗法（Johnson，2004），短期策略疗法（Szapcznik & Williams，2000）以及多系统家庭疗法（Henggeler，1998）。哪怕你更愿意选择不在治疗过程中把问题活现出来，但是无论如何它们还是会发生（Gehart，2010）。在这些时刻，治疗师可以用正念帮助来访者把注意力集中到这些模式上，以这样的方式，他们今后可以给对方不一样的回应。

无论来访者是自发地表现出那些行为，还是在治疗师的邀请下那样做的，治疗师都可以通过帮助他们以最有效的方式进行最为困难的对话，来帮助来访者学会改变自己有问题的关系模式。通常，治疗师开始使用"活现"这个技巧的方式，就是请来访者"表现出"他们典型的争吵或者有问题的互动。另一种方式是，治疗师可以采用一种更合作式的方法，邀请来访者做一个呈现，也尊重他们的拒绝。基于对个案的概念化，治疗师可以帮助夫妻或家庭转变他们的互动，从而改善结果，在过程中积极地指导每一个家庭成员，并在互动偏离正轨的时候请他们停一停。用正念的方式来活现能够加强这个传统，强调请每个家庭成员正念地去体验互动及其内在的过程，把这作为活现的一部分。通过在对话中提升每个家庭成员对互动过程和内心体验的觉察，用来建立关系的新选择很快就能浮出水面了。

引导正念的行动

在开始的时候，治疗师可以请夫妻或家庭演出某个具体的或抽象的问题互动，也可以利用在治疗会谈中自然出现的有问题的互动。然后，当紧张程度升高的时候，治疗师可以邀请来访者做以下的事情：

- **反思内在过程**：在你回应之前，我想要你们每个人都花些时间安静一会儿，检查一下自己的内在，看看有没有一些想法和感受，能不能请你们简短地分享一下自己的体验。

- **反思互动模式**：我想在这里停顿一下，邀请你们每个人都往后退一步，看一看正在出现的互动模式。每个人是如何用自己特定的回应方式推动对话前进的？如何在之前发生的对话情境中理解后来出现的每一个回应？你们愿意做些什么来让事物朝着新的方向发展？让我们试一下。

- **墙上的苍蝇**：我想让对话在这里停顿一下，请你们每一人都假装自己是墙上的苍蝇，只能看到正在发生着什么，但是不太能理解其中更为微妙的动力。你能告诉我苍蝇看到了什么吗？你对这些有什么想法？让我们现在就把这些付诸行动。

- **在当下**：你们的对话能不能在这里停一下，告诉我们此时此刻你的内在正在发生什么?

● **正念地重述**: 请花些时间考虑一下, 你的伴侣 / 家人会如何理解你刚才说的那番话。真的试着进入到他 / 她的现实中。然后再尝试说一次你想要说的话, 但这一次是以尊重他 / 她所处的现实的方式来说。

● **尝试联结 vs 防御地操纵**: 我想在这里停顿一下, 邀请你想一想自己刚才的回应。它在以一种怎样的方式尝试联结? 在多大程度上, 它是一种防御的操纵, 想要保护自己? 鉴于这样的反思, 让我们回过头去, 再试着就同一件事情沟通一次。

● **关于安全感的反思**: 让我们停顿一下。我想请你们每个人都检查一下, 自己此时此刻在这段关系中的安全感。注意一下, 从你目前感受到的安全水平出发, 你正在做些什么。你现在可以说些什么, 来让你的伴侣 / 家人能在和你在一起的时候感到更安全?

只是一个开始

千万不要把以上的练习当作完整的或最终的以正念为基础的练习清单。相反, 它们只是一些例子, 还有很多不同的正念与接纳的方法, 可以用于治疗过程中的转化性对话。我邀请你继续拓展并创造出新的方式, 用正念和接纳来帮助来访者实现自己的目标。

第八章

对夫妻和家庭使用的正念与接纳干预

关系中的正念与接纳

夫妻和家庭关系——我们最强烈、最亲密的关系——是我们感觉最安全的地方，有时候也是最脆弱的地方。所以，当这些关系不太顺利的时候，我们会急切地想要"修好"它，要么是通过狂热地追求重新联结，要么是通过退缩来保护自己。可是这两种反应都起不到帮忙的效果，只会把关系推向一个不断向下的螺旋，把当事人最糟糕的一面都拉扯出来。当这样的情况发生得太久，以致夫妻双方都无法让这个旋涡停下来的时候，他们就会寻求治疗师的协助。在这一章中将会描述一些帮助夫妻和家庭的选择，通过使用正念关系模型，帮助他们培养更令人满意的关系。

向一个正念地建立关系的模型前进

正如在第四章中介绍的那样，正念和接纳练习为健康的关系功能提供了一个具体的模型。

正念地建立关系的模型

从正念的角度来看，当关系中的每个人都能展现出以下的"关系过程"与"个人过程"的平衡时，关系的运作将是最好的：

关系过程

- **情绪上的临在**：在情绪上临在，并令对方可以企及

- **慈悲和接纳**：感到并表达出对对方的慈悲和接纳

个人过程

- **自我调节**：调节自己的情绪

- **自我接纳**：练习对自己的慈悲和接纳

在夫妻关系中，双方都在这两个领域中发展各自的能力。在亲子关系中，父母要负责教孩子们这些品质，并且随着孩子们的成长不断发展这些品质。

这个以正念为内容的关系模型结合了两个著名的关系理论中的元素：依恋理论和分化。依恋理论被广泛地认为是用于理解婴儿与照料者之间的关系的开创性理论，近期又以人的一生作为跨度进一步得到了探索。成人依恋理论提出，成年人需要在亲密关系中感到安全，才能体验到情绪和身体上的幸福感。依恋理论的主要倡导者 Johnson（2008）提出，成年人的这个需要就像婴儿一样，很大程度上是一种生存需要，这不仅能够解释当夫妻之间的关系受到威胁时产生的"原始恐慌"，还能用来解释浪漫关系中常常能够见到的绝望而残忍的行为。Johnson 的情绪聚焦疗法被广泛认为是夫妻疗法中得到最多研究的一个疗法，它聚焦于如何在关系中重建这种安全的纽带。类似的，Gottman（2011）近期也更新了他的夫妻理论，除了沟通技巧和关系技巧之外，他还加上了信任。尽管正念和佛教的传统中没有与依恋理论对等的理论 [正如在第二章中讲过的，佛教中对于 attachment（执着）这个术语的应用属于

一个完全不同的心理过程〕，但他们确实强调以下三点：（1）情绪上的临在，（2）慈悲，（3）关系中的接纳。就如依恋理论家们所想的那样，这三个元素描述了安全依恋中的关键特征。

正念和接纳理论强调的是情绪的自我调节和自我接纳，这与鲍温的分化和自我安抚的概念相关（Bowen，1985；Schnarch，1991）。分化既包括面对在一起的关系压力时维持一种自我感，也包括形成亲近的亲密关系的能力。根据这个理论，为了体验亲密，一个人必须能够自我安抚，管理强烈的情绪，比如在关系中不可避免会出现的脆弱和失望（Schnarch，1999）。自我安抚的能力是指个体能更容易创造安全的关系，并修复安全关系中的断裂。正念练习是改善个体自我安抚能力最直接的方法。

所以，整个正念的关系模型既包括增加个体自我调节的能力，也包括在情绪上对重要他人临在和慈悲。本章中描述的干预练习旨在帮助夫妻和家庭改善这两个方面的能力。

将正念应用于夫妻治疗

治疗师们有很多用来帮助夫妻管理冲突，建立更安全、更亲密的关系的方法。这主要取决于夫妻的需要，以下一种或多种方法或许会有帮助：

- 引导下的正念沟通
- 正念暂停与反思
- 深入地聆听言外之意
- 慈爱冥想
- 慈悲地回顾一生
- 爱的对话
- 非暴力语言

- 练习在一起
- 正念的性和亲密

引导下的正念沟通

大部分夫妻前来治疗的时候都会有这样的抱怨："我们无法沟通。"然而，就像夫妻和家庭治疗师很快就会去澄清的那样："个体是无法沟通的"；沟通在发生着，但是参与者不喜欢传递的信息，或者不喜欢信息被传递出来的方式（Watzlawick，Bavelsa，& Jackson，1967）。正念和接纳练习提供了不威胁的、容易实施的做法，通过重建安全和信任来建立更有满意感的沟通方式，在困难的对话中创造机会，让夫妻练习自我安抚。

治疗师可以用正念的沟通技巧来帮助夫妻提升他们对于"自己在说什么、怎么说"的觉察。正念的沟通策略通常包括：

- **临在**。通过在对话中与所爱的人在情绪上临在，个体就更有可能把温暖和真诚带到对话之中，对方会体验到一种安全感和信任感。一些很简单的事情，比如花些时间深情地凝视对方的眼睛，也许就可以带出一份柔软的语气和态度。
- **慢下来**。对话通常需要显著地慢下来，好让对话中的双方有时间正念地体验对方说的话，以及自己是如何接收这些信息的，并且反思自己有哪些可以回应的选择。
- **反思**。正念的沟通鼓励人们在说话前先思考，停顿一下，允许内在的对话和选择，从而形成一个回应，而不是出于习惯来反应。
- **仔细选择用词**。正念的对话鼓励伴侣（也使他们能够做到）在与所爱的人对话时更仔细地选择用词，不要勾起对方痛苦的感受。

在治疗会谈中引导正念地沟通

通过使用以下的一些练习或者全部练习,治疗师可以帮助夫妻培养正念的沟通习惯:

1. **正念**:在开始的时候引导夫妻做2～5分钟的正念呼吸,帮助他们进入一个更加冷静和放松的状态。

2. **慈爱**:引导他们做一个简短的慈爱冥想,包括他们彼此、某个中立的人和自己。

3. **邀请伴侣中的一位说话**:邀请伴侣中的一位开启对话;Johnson(2004)发现,在夫妻治疗的工作中,让比较退缩的那一位投入进来通常会起到最好的效果。

4. **在引导之下对沟通作正念的反思**:当一位伴侣说完之后,请双方把注意力转向内在,允许他们闭上眼睛,做以下的一件或几件事:

   - 当下的情绪:注意到此时此刻你感受到什么情绪和念头。不要融合到这个情绪中去,或者过度认同这个情绪,而是允许它们像空中的云朵一样飘过你的脑海。知道我们正在开展工作,通过这个过程减轻痛苦的情绪,增加积极的情绪。

   - 安全感:现在,我想请你花些时间,让自己变得更安静。注意到此时此刻你感觉安全吗?在这次咨询中,你对你的伴侣感到安全吗,你对自己感到安全吗?只是注意到那些,并且试着不要评判或者太过担心。我们会在这里就培养更多的安全感来开展工作。

   - 当下的想法:注意到什么念头正在经过你的脑海。知道你不需要相信每一个念头,或者用自己的每个念头来定义自己。允许他们在脑海中飘进飘出,不需要过多地投入其中。只是不带评判地注意到什么升起了。

   - 身体感觉:注意到此时此刻你的身体正在发生什么。有任何地方感到紧绷吗?在任何地方感觉还好吗?只需要注意到正在发生什么就可以了。

- 接纳: 花些时间, 只需要承认正在你头脑和身体里发生的一切, 知道那些只是暂时在这里, 而且它们不需要停留。

- 慈悲: 花些时间来体验对自己的慈悲, 还有对此时此刻所有正在你的内在发生的事情的慈悲。

- 伴侣的情绪: 现在, 我想请你以最大的努力想象一下你的伴侣此刻的感受——无论你认不认为他们应该感受到这些——只是试着想象他/她此刻的感受。看看你有没有注意到, 哪怕是极微小的对他/她此刻的经历的痛苦情绪的慈悲, 哪怕你认为这些感受并不是基于对你的本意的清晰的理解。

- 伴侣的安全感: 现在, 想象一下你的伴侣此刻感受到的安全程度, 还有这样的感受感觉起来可能是什么样的。

- 伴侣的想法: 花些时间来想象, 此时此刻你伴侣的头脑中可能正在经历着什么样的念头, 而且这些念头可能是互相矛盾的——无论你是不是同意那些想法。试着接纳, 这或许就是你的伴侣此刻所处的现实, 而且那个现实可能通过这个过程得到改变。

- 伴侣的身体感觉: 花些时间来想象一下, 此刻你伴侣的身体正在发生什么。他/她身体上有没有哪个部位会习惯性地紧绷? 手、脸、下巴、脖子、后背。想象一下这些, 如果感觉对的话, 可以向它们发送一些疗愈的念头。

- 感谢: 最后, 我想请你花些时间来感谢你和你的伴侣此刻正在做的事情。你们都愿意通过和我一起深入到困难议题的根源, 来为这段关系开展工作。感谢你们俩都足够在意这段关系, 所以愿意经历这个过程。如果你感觉对的话, 你可以把良好的祝愿发送给你的伴侣、你自己和你们的关系。

- 正念的回应: 现在, 我想请你们想一想你们可以做些什么, 让接下来的几分钟里你们的对话顺利进行。既可以想象你可能会说

> 什么，也可以想象你可能会怎么听。
>
> ● 如果你是闭着眼睛的，现在请睁开眼睛，我们将要继续与你（另一位伴侣）对话。当你准备好了就请开始。
>
> 夫妻继续轮流与治疗师对话，治疗师在两人交换时引导他们暂停一下，鼓励他们正念地体验、慈悲和接纳，基于对话的内容和夫妻的情绪过程调整思考的内容。

　　引导下的正念沟通是有些慢的，而且一开始的时候会有些尴尬，但是有意识地注意内在过程与关系过程，能够极大地促进正念沟通的各个元素：情绪临在、对他人的慈悲、自我调节以及自我接纳。因为它是即刻的，并且会激活当下的情绪，大部分夫妻只需要几次练习就能显著转变他们对关系的看法，并且在今后的对话中，在没有提示的情况下也能选择继续这样回应。比如，在与一对同性恋来访者开展工作时，她们的挣扎是，对于要不要向各自的家人"出柜"产生了分歧，这个练习使双方都能更好地尊重彼此的担忧，最后事情得以化解，并让他们的关系成了一个避风港，双方都能感到自己在这个困难过程中有安全感和被接纳感。

正念暂停与反思

　　在2～3次引导下的正念练习之后，夫妻往往就已经准备好在家里练习正念暂停了。这是在较长的引导过程之后自然的一步，正念暂停包括：要么是在对话过程中，在回应对方之前，有意识地停顿几秒钟，这个停顿比自然的日常对话似乎更长一些，或者是请求一个较长的停顿或休息。究竟什么样的时机是"最好的"，这取决于每对夫妻各自的情况，而且常常受性别、文化背景和创伤史的影响。在大部分轻度或中度的非虐待性冲突中，这样的暂停可以显著减少回应的伤害性。

　　正念暂停有很多实际的用途：

- **放松反应**。来访者可以用正念暂停来快速地练习一次呼吸之间的正念。对于有规律地练习正念的来访者而言，哪怕只花1～10秒钟的时间聚焦在呼吸上，就能很快地唤起放松反应，使他们可以运用大脑中更为"理性"的部分。

- **对内在过程的觉察**。这很像是引导式的那个版本，也可以用暂停把觉察带到个体当下正在经验的情绪、安全感、念头和身体感觉上去。通过采取一个观察者的视角，个体可以安静地去了解，说完那番话之后，出现了什么情绪，什么情绪消失了。这样在当下就正念地观察情绪，不仅能很快地把明显的情绪——比如愤怒和受伤——带到表面上来，还能够让人觉察到更加细微的、与安全感有关的脆弱的感受（即，情绪聚焦疗法中的次级情绪和原始情绪；Johnson，2004）。于是，就可以在这些情绪最鲜活的时候，在当下最充分地去体验它们。

- **与伴侣的体验同频，并对它怀有慈悲**。特别是如果在暂停之后紧接着对伴侣进行倾听的话，这段时间可以用来"如其所是"地接纳伴侣，并且对那个现实同频，无论你是不是同意那个现实。随着练习，伴侣之间也可以学着用暂停来练习对彼此的慈爱和慈悲。尽管在特别激烈的争吵中很难做到这一点，但是用在较慢的、正念的对话中时，大部分人都可以找到一种与伴侣之间的同频感和对对方的慈悲。

- **更好地回应**。暂停让大部分人能够有意识地选择一种更好的回应方式。

介绍暂停

当夫妻在治疗对话中经过治疗师正念沟通的引导，体验过几次好的经验之后，治疗师就可以向他们介绍暂停了。可以用以下的一些变化形式来介绍暂停：

- **介绍**：既然你们两个已经和我一起有过几次成功的正念沟通的经验了，那你们有没有兴趣尝试一下不那么尴尬的、在家里进行的版本呢？（如果他们说愿意，那么就继续；如果他们拒绝，请探索一下原因，但是不要强迫来访者去做这个练习，如果他们没有兴趣的话。）

- **基本说明语**：当你们发现你们的对话可能会变得困难或者紧张起来时，我想请你们试着在交谈中插入一个正念的暂停，比我们在这里做的版本短得多的暂停。这个暂停在对话中也许只有几秒钟的时间，或者也许是一个更为正式的休息，持续几分钟、几小时或者几天。在这段暂停的时间里，你们可以花些时间来体会这些内容：

  —— 你此时此刻的情绪、安全感、念头和身体感觉

  —— 想象你的伴侣在这些方面可能正在经历着什么

  —— 对双方此刻的状态接纳并充满慈悲，知道这些念头和感受是会改变的

  —— 你在对话接下来的时间里可以如何更好地回应

- **发起并结束暂停**：除非对话中暂停的时间短于30秒，否则很少会有伴侣双方都同时很想要正念地暂停的。所以，你们需要想到一种友好的方式，提出暂停的请求。有些夫妻只需要说："我想要正念地暂停5分钟"，闭上眼睛，然后用一个计时器来记好时间，按时恢复对话。你们也可以选一个暗号，或者其他的信号。有时，伴侣双方在各自感觉不安的时候，想要从对方那里接收到的信号是不一样的。当你们两个人中有一位想要正念地停顿一下时，你们觉得什么样的信号适合你们俩？

- **为不匹配的动机做好准备**：我们需要花些时间来讨论一下可能出现的

情况，比如一方提出休息一下，另一方不想休息，甚至觉得对方在用暂停作为武器或者某种形式的权力。你们觉得自己可以怎样用最好的方法来处理这个情况？

- 会谈中的练习：在我布置这个任务并且和你们告别之前，我想请你们先练习一下。所以，我想请你们快速地回到上周的某一次困难的对话里去，来练习一下，每个人都练习一次请求暂停。

- 允许练习：允许夫妻练习几轮对话。

- 对过程进行讨论：在暂停的过程中和夫妻进行讨论——双方都能建设性地使用暂停吗？他们知道怎样结束暂停、继续对话吗？

- 讨论"为跌倒做好准备"：讨论处理跌倒的最好的方式，并想一个计划，用来处理今后发生的类似的情况。

对于矛盾很多的夫妻，哪怕是一个正念的暂停，也可能会成为为了赢得争吵而伤害对方的武器，所以，在这样的情况下，治疗师在推荐时要小心行事。

深入聆听

一行禅师（1997）鼓励夫妻从爱和慈悲的立场出发，深深地倾听彼此，而且只在他们冷静的时候才这样做，等激烈的时刻过去，双方都回到平衡的状态的时候。Gottman（1999）也有过类似的、深度聆听的建议：在僵局中，倾听伴侣的梦想、愿望和立场，在夫妻间很平和时也这样做，特别是当心跳都在100以下的时候。在这两个练习中，焦点都在于理解伴侣没有说出来的动机，他们为什么处于那样一个立场。这个练习除了在咨询过程中特别好用之外，对于任何一个想要创造出令人满意的长期关系的人，这都是一个更为重要的生活技能。

基本的形式已经展示在图8.1中了。

不可避免的是，在一段关系中，夫妻双方会在无数议题上处于不同

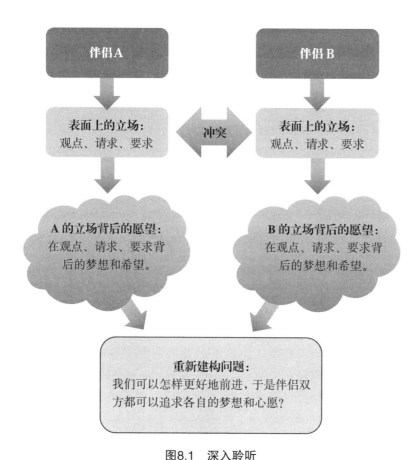

图8.1　深入聆听

的立场，只是因为他们是两个不同的个体，有着各自的偏好、需要和欲望。基本上，每对夫妻都会有导致僵局产生的差异：双方都不愿意或不想放弃自己的立场，而且他们也不知道该如何一起往前走。在这样的僵局之中，最好的做法就是不要让对话继续纠缠于表面的观点、请求和要求，而是转为讨论每个人立场背后的志向、希望和梦想：这个转变改变了讨论的主题。于是对话的焦点就变成了夫妻双方可以如何以某种方式一同前进，令双方都能追求自己的立场背后的心愿和希望。在出现分歧的时候，双方越能学会触碰到心愿的层面，他们就越能快速地以双方都满意的方式化解这些问题。

	伴侣 A	伴侣 B
表面的立场：说出来的请求、观点、要求、需要，等等	想要把奖金用于换新房子	想要把奖金用于度假
立场背后的心愿：在那些东西底下的动机、希望、梦想	创造一个美丽的家，朋友和家人可以在这里聚会	释放掉工作中累积的压力；把全部的注意力给了家人

在问题的表面争吵会让夫妻进入零和游戏的局面——一方赢一方输——或者妥协，这样双方都感觉到自己好像失去了一些什么。相比之下，如果把分歧移到心愿的层面，就可以换一种方式来给问题搭建框架，让夫妻双方都有可能追求到各自的希望和梦想，而这正是他们最初的立场背后的动机。在心愿的层面，夫妻可以把"大画面"带进来，并且具有灵活性，可以有很多选择，但是如果夫妻只待在表面水平，看起来可能性就很少，因为背景太狭窄了。在以上的例子中，如果夫妻始终只待在表面，他们就会争论该如何花掉这笔奖金，每个人都力图站在自己的立场上说服对方。相比之下，如果他们转移到心愿的层面，就会有更多的选择来处理这个情况了，因为他们会带着这样一个基本的问题：我们可以如何进行，既能帮助伴侣 A 拥有一个美丽的家，又能帮助伴侣 B 从压力重重的工作中恢复活力？当设定了这样的框架之后，夫妻一起合作化解决问题的可能性就高得多了，同时也能表现出对对方的需要和愿望的尊重及关心。

促进深入聆听

当夫妻报告说出现了对话的僵局时，治疗师可以用以下的方式来帮助他们：

- 表面上的立场：允许双方轮流表达自己现在的立场，同时另一位伴侣仔细聆听。

- **立场背后的心愿**：然后分别请双方回答，"激励着你采取现在这个立场的希望、梦想和心愿是什么？"
- **重新定义问题**："你们可以怎样最好地前行，以使伴侣双方都可以追求各自的梦想和心愿？"
- 对话剩余的部分就是回答以上问题。

慈爱冥想

就如第三章中所描述的那样，夫妻与家庭的正念工作有别于其他疗法的特征就是，在正念呼吸冥想之外，还有对慈爱（在巴利语中称为 metta）冥想的强调（Salzburg，1995）。慈爱冥想来源于西藏和大乘佛教的传统（主要流传于东亚），这个练习比起传统的正念练习，涉及更多的观想和语言。慈爱冥想会用到重复性的句子，以及观想把正向的、爱的能量和意图发送给各种各样的人，包括所爱的人、熟人、陌生人、中性的他人、自己、"敌人"，与自己关系紧张或者关系上有困难的人。

在以正念为基础的关系强化中，通常是先教慈爱冥想，再教正念，因为慈爱冥想更直接地涉及夫妻和家庭治疗的目标——改善人际关系（Carson，Carson，Gil，& Baucom，2004）。慈爱冥想可以直接用于解决来访者的关系问题，它的结果往往戏剧性而且立竿见影，所以比起正念，来访者通常更有动力去规律性地练习慈爱冥想。

慈爱冥想有几种变式，我也鼓励来访者使用对他们自己而言很重要的用词。如果他们属于某个特定的宗教或者灵性传统，我鼓励他们用能够反映出他们的宗教信仰的语言。尽管我教的是传统的顺序——爱的人、熟人、自己、敌人——我也鼓励他们可以调换一下顺序，看看哪一种是最适合他们的。我发现来访者越能设计专属于自己的练习，他们有规律地进行练习的可能性就越高。

慈爱冥想的构成

可以用在慈爱冥想中的句子

- 愿 X 快乐（喜悦、精神上快乐、有爱，等等）。

- 愿 X 无痛苦（疼痛、伤害、疾病，等等）。

- 愿 X 身体安好（健康、光彩照人、得到疗愈，等等）。

- 愿 X 安详自在（安然自得、轻松，等等）。

- 愿 X 得到深深的和平（安然于和平之中，活在和平之中，等等）。

- 愿 X 与他生活中的人们和平相处。

X指的是慈爱指向的对象，可以是以下几种人中的任何一种

- 某个中立的人（如，认识的人，同事）

- 重要他人（如，伴侣，家人）

- 困难的人（如，和你有冲突的人）

- 自己

- 所有众生（如，每个人）

  把所有这些都组合起来：从第一个人开始，把每一个慈爱的念头都发送给那个人；然后继续对后续的人做同样的练习。

治疗师可以在治疗早期把慈爱冥想介绍给夫妻、家庭或任何一个在关系中有挣扎的人，在有些情况下，甚至在第一次治疗的时候就可以教给来访者。与正念相比，教慈爱冥想不需要那么多的说明和动机的培养，因为练习目的非常清楚，不像观察呼吸就能减轻抑郁那样，不那么符合人们的直觉。治疗师应当首先在咨询室里带着来访者做一次，并且留出足够多的时间用于讨论这个练习，以及如何在家里应用。来访者通常能够从一份在家练习的材料中获益。

当治疗师对夫妻和家庭使用这个冥想时，可以问问来访者，他们打

算一起做，还是每个人分开做。如果夫妻（或者家庭）的动力水平一样高，而且互相之间还是能够合作的，通常让他们一起练习效果是最好的，在事先定好的时间，根据清晰的流程，这样可以避免因为这件事情产生新的冲突。我通常会花些时间来处理与这件事情有关的问题，比如伴侣中的一方不想在某个日子做练习，另一方因为总是需要提醒对方而感到疲惫，时间表的改变，等等。对这些问题做简单的讨论能够有效地帮助来访者预防此类冲突，使他们能更好地从练习中获益。

因一起练习慈爱冥想而经常产生的冲突有：

- 伴侣中的一方总是提醒另一方，并且"唠叨"对方去做（在家里，父母通常要起到带头作用，但是避免把它变成苦差事）。
- 一方在指定好的时间里"没心情"冥想。
- 生活中另一个领域的日程发生改变，与定好的冥想时间有冲突。
- 一方说自己没有感觉到练习带来了任何好处。
- 一方以某种方式开始感到自己在练习这件事情上有优越感（比如，我比你更投入）。

理想的情况是，治疗师在夫妻开始练习之前，或者在布置练习任务之后最初的几周，要与夫妻双方开展一些工作，来识别并处理这样的问题。

慈悲地回顾一生

很多年前，在与康菲尔德（Kornfield, 1993）一起进行的一次闭关中，我第一次了解到冥想，我把它称为"慈悲地回顾一生"。我用它来协助新治疗师的训练（Gehart & McCollum, 2008），并且在近期开始把它用于夫妻治疗，来帮助他们提升对彼此的慈悲。这是我体验过的在情绪上强度最大的正念练习，所以我在使用的时候非常谨慎，只对那些我认为会从中受益的来访者使用。

这个练习包括凝视你伴侣的眼睛，同时聆听一段指导语，引导你观想伴侣的一生，从你伴侣的父母期待着你的伴侣诞生开始，然后继续下去，进入童年、青春期、成年以及死亡。在练习过程中，邀请伴侣双方思考每一个人生阶段的代表性的事件、喜悦和忧伤。大部分做这个练习的人都会体验到眼泪，以及各种各样的情绪，包括在最后观想生命尽头时的一种丧失感和哀伤。如果夫妻出于任何原因不太稳定，不论是其中一方还是双方，我就会不太愿意尝试这个练习。我也认为，治疗师在使用这个练习之前，最好先以参与者的身份体验一下这个练习，然后再尝试用在其他人身上。

慈悲地回顾一生

这个练习的设置是，请夫妻双方面对面坐下，引导他们尽可能长时间地凝视对方的眼睛，不是死死盯着。允许他们时不时地看看别处，但是在可以的时候，就尝试继续转回视线凝视对方。

- 开始的时候，引导他们想象自己在子宫、出生和童年时期潜在的喜悦和忧伤，"想象你伴侣的母亲和父亲在得知怀孕的消息时的感受：也许是得知梦想成真后的巨大喜悦，也许是担忧如何抚养孩子，担心自己的工作、关系或者家人。只需要想象你伴侣的父母在期待孩子出生时，所体验到的各种可能的想法和情绪。"

- "想象你伴侣的母亲在几个小时的生产过程之后，终于把新生婴儿抱在了怀里。她的眼中肯定有喜悦的泪水。父亲和全家人可能也沉浸在婴儿诞生这个巨大的喜悦之中。想象一下，为了照顾这个新生的婴儿，父母度过了无数不眠的夜晚；他们的担忧、希望和梦想。还有，也想象一下这个新生的婴儿来到这个世界上可能会有什么样的感受，试着要理解很多看到的和听到的东西。想象如果父母没有在那里，或者没有支持性的时候，那会是什么样的状况。"

- "接下来，想象童年时期会是什么样的：第一口冰激凌，在公园里玩耍，吹泡泡、第一次自己骑自行车，等等。也想象一下，也许有的时候，你的伴侣没能参与其他孩子们在玩的游戏，在商场里走丢了，第一天上学的时候很害怕。花些时间想象你的伴侣童年时候的一些可能的喜悦与尝试。"

- "现在，想象你的伴侣已经到了青春期——第一次和朋友们一起出去玩，学习怎么开车，完成一个大项目时候的成就感，第一次坠入爱河。也想象一下你的伴侣在青春期的时候或许经历过的更为困难的时光——和父母争吵，感觉被父母误解了，感觉被一群朋友孤立了，感到被自己喜欢的人拒绝了，感觉在一个没有意义的世界里孤身一人，等等。花些时间，只是去想象在这些年里，你的伴侣是如何度过的：既有好的时光，也有困难的时光。"

- "接下来，想象你的伴侣在成年初期的时候是什么样的：也许他／她离开家去上大学了，也许搬出了家里的房子，既感到兴奋又有些害怕。想象他／她找到第一份工作／上大学里的第一堂课时的兴奋，以及随着第一次完全依靠自己生活而来的很多挑战。想象坠入爱河时的兴奋，以及没能修成正果时的心碎。花些时间想象一下，你的伴侣成年早期时可能遇到的各种起起伏伏。"

- "现在，想象你的伴侣正在自己的成年期：已经过去的岁月和即将到来的日子。如果你的伴侣有工作，就会有因为开始一份新工作而带来的兴奋和希望，还有工作做得很好时的骄傲感；会有不可避免的、持续的挑战，如工作面试、遇到难搞的老板和同事，不得不离开某个职位。还有，想象一下你的伴侣最开始和你约会的时候——也可能会有希望和兴奋。从你伴侣的角度来想象你们关系中的喜悦和挑战。如果你的伴侣有孩子，你可以想象孩子降生的时候，他／她是多么地兴奋，也可以想象作为父母随之而来的挣扎。如果你的伴侣没有孩子，或者选择不要孩子，想一想可能与之有关的各种情绪：可能的期待或丧失。花些时间想象你的伴侣成年时期的很多喜悦和忧伤，既有你知道的，也有你不知道的。"

- "现在,想象你的伴侣来到了人生的尽头:想象你的伴侣被最关心他/她的人围绕着。想象你的伴侣知道自己的时间已经不多了,正在回顾自己的一生、做过的选择、成就的瞬间、羞耻的瞬间、喜悦的瞬间、悲伤的瞬间。在这个过程中,你的伴侣对他/她生命中的爱、美和伟大的体验感到深深的感恩,也对做过的糟糕的决定、伤害过的人、错失的机会感到遗憾。花些时间来想象,对你的伴侣而言,这个过程可能是怎样的,对他/她深刻的人的体验感到巨大的慈悲,那是我们最终都将面对的。想象在你的伴侣离开这个世界的时候,人们会如何地想念他/她。"

- "最后,往后退一步,把你伴侣的一生完全地接收进来——从头至尾。反思开始的兴奋、沿途中的喜悦和忧伤,以及它是如何结束的。花些时间来反思,你伴侣的一生是如何让你和无数人感动的,以及他/她是如何被其他人所感动的,还有因为你伴侣的存在,这个世界变得如何不同。花些时间来感谢你的伴侣的存在带给这个世界的礼物。"

在这个高强度的练习之后,允许每个人把自己凝视的目光移开,去体验自己与这个练习有关的情绪。然后邀请每个人分享自己的体验,或者他们对这段关系和自己的伴侣有没有一些新的感受。

爱的对话

在过去的一个世纪里,西方社会的夫妻开始期待爱情关系可以满足生活中的几乎每个领域:兴趣上的、心理上的、性的、财务的、家庭的、社会的以及基本的生存。尽管这些在"好的关系"中已经变得"习以为常",但是在任何一个历史时期,婚姻的常态从来都不是要去满足那么多不同的需要(Schnarch, 1999)。而且,有研究表明,我们的密友圈和亲密他人都在持续地减少,使我们没有太多的选择,只能转向我们的浪漫伴侣来寻求滋养和归属感,而那曾是我们祖辈从整个村庄的人和相关的人那里获得的关怀（Johnson，2008）。这些社会层面的转变给爱情关系带来了巨大的压力，人们开始渴求从头开始重新衡量，究竟应该从婚姻中期待些什么。

爱的对话

通过使用以下一些方法，治疗师可以邀请夫妻对话，思考他们想要如何定义并"实践"爱：

1. **治疗对话中的慈爱冥想**：在会谈中指导夫妻做慈爱冥想（见上方）。

2. **关于爱的反思性对话**：冥想过后，邀请夫妻探索他们在这个练习中的体验，通过这个练习，他们对爱的理解以及如何爱彼此有了什么变化。

   - 在这个冥想中"练习"把慈爱发送给你的伴侣或其他人是什么感觉？把它看成是一个"练习"有没有改变你对爱的看法？

   - 在这个练习中你的临在品质怎么样？它和你日常生活中与所爱的人的互动品质相比怎么样？有没有一些方法可以更多地把这种临在感带到你的日常互动中去？

   - 你在这个练习中发送爱的体验与你日常生活中分享爱的方式相比怎么样？在你的日常互动中，有没有方法更多地去做这些？

   - 你在这个练习中发送的慈悲和善意的念头通常在日常生活的情境中是如何表达的？有没有一些方法，可以让你更多地以这样的方式或其他方式来表达？

   - 接纳一个人本来的样子与你对爱的理解有些什么关系？

   - 你觉得，爱更多是一种自己感受到的感觉，还是你决定去做的行为？或者，这两种爱的形式是如何彼此关联的？

   - 你如何更多地把你在这个练习中体验到的爱、温暖和慈悲带到你的日常生活中去？

   - 展望未来，在你们的日常生活中，你想要如何在关系里定义和实践爱？

非暴力语言

佛教已经培养出了一份对于和平的勇猛承诺。无论是受戒的僧人还是凡夫俗子，虔诚的佛教修行者都做过许多非暴力的承诺：他们承诺不杀戮其他众生，不引起他人的痛苦，在言语和行动上都非暴力（一行禅师，1997）。他们认为暴力的语言和行动是相似的，都需要勤加避免。这不只是一个理想主义的目标，他们非常严肃地对待这些誓言，每一天用正念和接纳练习来提升自己避免暴力言语和行为的能力。

当夫妻在治疗中取得了进展，向他们介绍承诺于非暴力语言的概念——既作为个体也作为夫妻——也许会有帮助，有助于他们重新定义自己对关系的期待和关系中的文化。非暴力语言的关键在于非暴力的念头。通常，他们用来化解最初的矛盾的工具——正念、慈爱、冥想、深入聆听——都可以用来帮助他们停止内在对伴侣的负面解读，并且产生一种更为慈悲和接纳的观点。

大部分夫妻用来促进非暴力语言的主要机制，就是允许在困难的对话中暂停（见"正念暂停与反思"这个部分），并在回到对话中去的时候承诺进行尊重而有爱的对话。每对夫妻都需要检视自己特有的冲突模式，来决定他们在哪里暂停、如何暂停是最好的，从而从紧张的对话中"退出"，并带着爱的态度最好地回到对话主题上。承诺于非暴力沟通是一种个人的以及毕生的练习，每个人都不应该被治疗师或伴侣强迫着去做，而应该出于个体自由的选择和愿望。

非暴力沟通的选择

一些夫妻常用的非暴力沟通选择有：

- **休息一下**：当一方感觉到愤怒或受伤感正在升高时，就提出让对话暂停一下；夫妻必须在激烈的时刻到来之前先做好约定。
- **请求休息一下**：如果你是接收严厉的言辞的那一方，那么你可以温和地请求休息, 以后再回到讨论中来。

● **等待**: 等到双方都冷静下来了, 重新连接到对非暴力沟通的承诺时, 再回到讨论中去。

● **安静地反思**: 不要反复咀嚼负面的念头, 承诺非暴力包括把个体的注意力转换到对对方的慈悲和接纳, 尝试想象对方如此行动和言辞的可能的原因与动机; 正念和慈爱冥想能帮助你换一个挡位。

● **练习**: 承诺练习非暴力的语言; 这是一生的练习, 而且双方都会随着时间的过去而继续发展和深化。

一起练习

就如在第六章中所讨论的那样, 夫妻从一起发展一套规律性的练习中能获得很多的好处。有这样的练习的夫妻, 可以在自己经历困难的时期或对话的时候, 用这些练习来帮助自己。如果夫妻已经知道他们将要开展一段困难的对话, 他们或许会发现这个做法很有帮助: 在对话之前先找个地方坐着或站着, 一起练习一下正念或者慈爱冥想5 ~ 20分钟的时间。除了显而易见的、令双方冷静下来这个作用之外, 这些练习还有几个著名的策略, 可以起到减少冲突的效果:

● **"做些不一样的事"**。就如已经描述过的经典家庭系统疗法那样, 在预期到争吵之前先做一个正念练习, 这就是某种形式的 "做些不一样的事", 其作用在于打断有问题的互动模式, 并且创造机会让双方都转变各自的想法、行为和感受 (Watzlawick, Weakland, & Fisch, 1974)。仅仅通过打断有问题的互动模式, 就有可能出现新的或者更好的结果; 正念暂停也有这样的效果。

● **放松反应**。因为正念可以唤起放松反应, 在困难的对话之前先练习正念有助于创造出更好的结果, 避免缺乏生产力的争执。正如之前指出的那样, Gottman (1999) 发现, 在争吵中, 当夫妻中的一方或双方的应激反应都被触发，脉搏超过100次/分钟时，那么这次对话就不太可能有生产力。其中的一个原因是，大脑中专门用于识别危险和威胁的区域被过度激活，而大脑中更高级的、用于逻辑思考和共情的中心激活程度更低。所以，夫妻可以用正念让双方进入一种放松的状态，这会让激发应激反应的可能性变小——或者至少需要更长的时间。人们早已知道，应激反应在化解夫妻冲突方面是一个不那么有效的状态。

- **对情绪有更大的觉察**。在开展困难的对话之前先进行正念练习有助于夫妻对自己的情绪过程有更大的觉知和洞察，所以可能有助于他们更好地表达自己。这样的觉察可以帮助他们以一种更容易化解问题的方式提出议题。比如，如果一对夫妻就"要不要把一大笔钱花在度假上"的问题产生了冲突，在继续讨论这个议题之前先做一下正念冥想，这或许能帮助夫妻找到不那么明显的、与旅行和花钱有关的意义和动机，如实现毕生的梦想，看一看某个特定的灵性圣地，或者感觉自己有义务带着全家人去一次昂贵的旅行，以这样的方式做一个"好的养家人"。

- **接纳和慈悲**。正念练习是根植于如其所是地接纳与慈悲的基础之上的。所以，正念练习能够帮助夫妻与深深的接纳感联结，那正是正念练习的核心。这样的接纳练习可能让个体在与主题相关的事情上柔软下来，并且更愿意在一个更大的背景下去看问题。比如，如果有一对夫妻在"婆婆/丈母娘"的问题上一直有挣扎，事前做一下正念练习可能有助于人们把这个情境放到更大的背景中去看——比如他想多花些时间和家人在一起，因为他父母的健康一直在走下坡路——而不是紧盯着眼前的挣扎不放。

正念的性和亲密

正念体验和性治疗有一个令人惊讶的平行点：尽管两者在表面看来都是聚焦于当下的身体感官，但是那并不是这两种方法的核心。在正念中，真正的焦点在于接纳个体的体验；在性中，关系在于情绪和关系的背景。所以，尽管正念被很好地借用到经典的性治疗练习中去，如感官聚焦技巧（Masters & Johnson，1974），而且正念感官练习可以用来帮助有性方面的担忧的夫妻，但是，正念的视角却是与当代性治疗的方法不谋而合，即强调关系的背景，以之作为性功能的决定条件（Gottman，2011；Schnarch，1991）。

帮助在性方面有困难的夫妻的典型方法，如性驱力较低、早泄或者只是对性的风格有不同意见，都会涉及以下过程：

1. **接纳**。就像生活中的所有其他事情一样，正念地处理性方面的困难的第一步，就是不加评判地如其所是地接纳：性驱力或者性偏好的差异，身体不像个体所期待的那样反应，等等。因为在当代文化中，性的问题总是饱含着强烈的羞耻感，再加上媒体上夸张的画面带来的混淆，培养接纳可能会特别困难。所以，接纳性的问题应该以特别温和的方式来处理，并且带着现实的期待。治疗师在讨论性的问题时越坦率，夫妻就越容易接纳自己当下的情况。

2. **慈悲**。在接纳之后（或者与接纳同时进行），治疗师可以帮助夫妻就"对各自独特的、与性有关的痛苦产生慈悲，并表达出这份慈悲"来开展工作。异性恋的夫妻在对伴侣的挣扎表达共情时也许会面临更大的困难，因为双方的生理体验不同，各自性别角色的视角也不一样。相比之下，同性夫妻对于伴侣经历的生理体验会有更好的理解，他们的挣扎在于定义不良的角色、对自己的性的接纳起伏不定、来自重要他人和宗教机构的不赞成以及无数其他与性少数群体有关的问题。放慢这些对话的速度，并且识别出相关的议题，这会有助于对很多与性、性的身份认同和性别角色有关的痛苦产生慈悲。

3. **安全与信任**。随着夫妻之间互相的慈悲，他们会体验到更多的安全和信任。对于很多夫妻来说，仔细地讨论与性有关的偏好、担忧和欲望是一个新的领域；治疗师可以帮助他们以一种增加双方的安全感和信任度的方式来讨论这些。

4. **一起定义问题**。通常，在不适用当代诊断分类的情况下，治疗师帮助夫妻在更大的关系和情绪的背景下定义性的议题。常见的定义问题包括以下主题：

   a. 情绪联结：一方或双方感觉在情绪上不安全，在关系中没有联结。

   b. 焦虑：一方或双方感到焦虑，觉得需要以某种样子来表现以满足伴侣或伴侣的期待（真实的或者想象的）。

   c. 逃避沟通：一方或双方害怕沟通性的需要或期待。

   d. 外在的分心事物：孩子、工作或者其他应激源，使一方或双方没法把精力投入到关系中去。

   e. 社会规范：个体感觉到的社会的、性别的或性的规范，创造出焦虑或者不现实的期待。

   f. 身体问题：药物或者身体条件影响到了性的功能。

5. **一起制定一个计划**。一旦夫妻讨论了他们在性方面的担忧，并且发展出了一套对于"什么或许能激励他们的"理解，他们就能一起制定计划来处理这些问题了。正念和接纳练习提供了一些接触的选择：

   ● 正念拥抱：带着正念和接纳互相拥抱几分钟，会使双方在身体上和情绪上感到安全，身体会放松下来。

   ● 正念感觉：正念的专注可以用于以下任何的感官（可以是单个感官，也可以是多个）：触、尝、闻、听或看，这些允许头脑和感官一起完全沉浸在当下的时刻；随后这个练习可以被迁移到性的接触。

● 正念触摸：与感官聚焦练习类似，夫妻可以花时间彼此触摸，要么用手，要么用一些触觉方面的材料，如羽毛或者丝巾。取决于夫妻关心的问题的本质，夫妻可以穿着衣服在非性的环境中做这个练习，也可以不穿衣服，作为前戏来做这个练习。

● 正念的性：最后，可以在性行为的过程中使用正念的专注，来强化性的愉悦体验和情绪联结。

● 悖论：性的功能和期待通常对自相矛盾的禁令有很好的反应，比如"我们不性交，只前戏"，特别是在有表现焦虑的时候。

将正念应用于家庭

我发现和家庭一起使用正念时显得特别雅致，因为像临在和接纳这样的基本练习，能够很快地对治许多前来寻求专业支持的家庭的常见问题。正念提供了一种没有威胁性的方法，它能相对快速地重新建立起亲子之间的情感联结，也不会让父母感到自己被治疗师评判为"坏人"。治疗师有一些与家庭一起开展工作的方法，包括：

● 正念的亲子同频

● 放慢速度、进入当下

● 户外正念

● 正念的木偶表演

● 如其所是地叙述

● "摇晃"正念

● 迷你正念与接纳的时刻

● 此外，以上描述的很多夫妻练习也可以用于家庭，如：

● 慈爱冥想

● 正念暂停

那些想要与年幼的儿童开展更广泛的工作的治疗师，可以再多多阅读 Greenland（2010）和 Willard（2010）的作品。

亲子同频

人际神经生物学研究者和理论家强调安全的亲子关系的重要性，不仅是在儿童生命的前三年，而是整个童年期乃至成年期（Schore，1994；Siegel，1999）。现在我们已经知道，安全的亲子依恋不仅对儿童的情绪至关重要，还对大脑的最优发展、自体感以及情绪调节的能力很重要。用最简单的术语来说，就是父母必须与自己的孩子建立安全的依恋关系，才能使孩子在各个方面得到良好的发展：身体的、情绪的以及心理的。不幸的是，当代的生活让这一点变得非常具有挑战性。而且，相较于夫妻关系，父母最大的负担在于与孩子建立安全的联结纽带。通过强化个体在情绪上对自己临在和在关系中临在的能力，正念为父母提供了一个宝贵的工具，可以改善他们在情绪上持续可及的能力以及与自己的孩子同频的能力。

正念练习为父母提供了大量的选择，来学习如何慢下来，慢到足以与孩子们在情绪上同频。很多父母很自然地就在和子女们这样做着，因为与婴儿和学步期的孩子作日常互动需要有这样的能力。但是，随着孩子更能概念化，并且"远离"自己的体验生活，临在就不再那么毫不费力了。在帮助父母保持对子女在情绪上可及这一方面，正念可以扮演一个关键的角色，既可以通过正式的练习来学习，也可以通过非正式的练习来学习。

治疗师可以用这个部分中描述的所有练习，以及上文中提到的引导下的正念沟通和深入聆听来帮助父母与自己的孩子同频，这也可以帮助父母与更年长的一些孩子相互同频。对于孩子，同频往往需要一个更为非语言的形式。为了帮助父母对不用很多语言的同频感到舒适，治疗师可以鼓励父母"追随子女的引导"，只需要通过简单地观察孩子们在做什么然后加入其中就能做到（Wieder & Greenspan, 2003）；这既可以用语言来做，也可以用行动来做。当父母允许自己被孩子的想法、兴趣和冲动所引导时，这就使他们能够正念地体验孩子的内心世界，于是同频自然就发生了。尽管在对青少年使用"追随子女的引导"时有一个更多语言的版本，但它对于这个通常充满混乱的年龄同样是一个很有价值的关系性练习。

放慢速度、进入当下

如果你真的想对学龄期儿童的现代家庭生活捣个乱，那么建议他们少一些：音乐课、运动队、玩伴、家教、志愿者活动、电影、小器具、游戏，等等。大部分父母都会表现得好像你请他们把自己的孩子弄成终身残废一样，如果不是肢体上的残废的话，至少就像是要减少他们进一所好的大学的机会一样。但是少"做"多"在"往往是帮助前来治疗的家庭的关键。他们中的很多人——带着完完全全最好的意图——已经掉入了当代亲子教育的陷阱"做、做、做"之中——总是转个不停——几乎没有时间真正地"在一起"，在情绪上对彼此临在。很多人相信，如果他们不为自己的孩子报名参加很多课外活动，那么孩子的未来就被毁了。另一种情况是，人们感到巨大的、需要去工作的压力——其中一些人的生存压力比另一些人更真实一些——几乎没有留下什么精力或时间来陪伴自己的孩子。在这两种情况中，帮助家庭慢下来，慢到足以对彼此临在，这会是很强有力的一步，来重新让一个家庭获得联结。经常，我会在试着"处理"呈现出来的问题之前就开始这个重新联结的过程，因为这个更为一般化的改变能够戏剧性地减少家庭体验到的很多问题的严重性。

放慢速度、进入当下

治疗师可以通过用一个由两步骤组成的方法，来帮助家人之间对彼此更临在：

1. 为这一天绘制一幅地图：开始的时候请家人分别描述自己典型的一天，从每天上午的常规事项开始，一直到下午和晚上的常规事物。识别出典型的冲突点和联结点。

2. 一个小小的改变：因为变数比较多，所以家庭的常规事项比较难以改变。我先从小小的改变开始，比如饭前祈祷或者户外的正念（见后文）。每个星期持续地与家庭开展工作，找到一些方法奏效的瞬间，并延长在这个星期中他们彼此之间在情绪上互相临在的时间。常见的例子包括：

- 晚饭前说祈祷词（1 ～ 2分钟）

- 晚餐时仪式化地分享自己的一天（5 ～ 10分钟）

- 对所有人来说都很放松、很平静的睡前常规活动（20 ～ 30分钟）

- 坐下来吃早餐（20 ～ 30分钟）

- 散步（10 ～ 20分钟）

- 和宠物玩耍（2 ～ 10分钟）

- 一起玩一个游戏或者一项运动（10 ～ 30分钟）

- 跳舞、唱歌，或者一起演奏音乐（2 ～ 20分钟）

- 户外冥想（1 ～ 5分钟）

家庭需要多慢？我相信家庭应该慢到让每个人都能感觉与其他人安全的联结着，而不是大部分的时候都感到快要被淹没。在有些情况下，一旦关系的纽带得到疗愈，冲突也减少了，他们也许可以往日程表里再多加一些活动。在其他情况下，家庭都在超速运作中生活，他们发现自己最需要的就是让节奏慢一些。

户外的正念

在离开家之前练习2～5分钟，户外正念练习是从我与一个孩子被诊断为多动症的家庭的工作中发展出来的，我当时想要用正念来提升孩子在学校的注意力集中水平，并且减少其用药或者不再使用药物。这个练习涉及全家人一起做正念，并且是一个很优雅的现实世界中的正念的例子。

对于大多数家庭而言，试着要走出家门对每个人来说都是一个试炼：父母对孩子们吼叫命令着，而孩子们看起来却不那么有兴趣。最终，每个人都匆匆忙忙地刷牙、找家庭作业、抓起包、匆匆地咬一口早餐，然后跳上车。从家里的大门到脚踩到油门之间的任何一个地方，都是让一家人一起练习正念的理想位置，从而让这种应激反应安静下来，让每个人都进入到一个正确的学习、工作和享受一天的框架之中。我会请家庭在每天的常规事物中挑一个时间和地点来做这件事，并作出承诺，无论他们要去哪里，哪怕会迟到2～5分钟，也要做完这个练习；让父母同意是最难的，但是大部分人会同意迟到2分钟，特别是如果他们相信这对他们的孩子在学校、在练习中或者在任何课程里集中注意力有帮助的话。

我经常看到，这个看似简单的在常规事物中的改变，戏剧性地转化了一个家庭的互动，不仅改变了他们早晨的惯例，还贯穿到了整个星期。孩子和父母都报告说，这个练习让每个人冷静下来了，不仅是在上学的路上，在那之前的几分钟、几小时也变得平静而和谐。很显然，对正念练习的预期改变了很多家庭的匆忙，而且事实上，几个星期之后，家庭的文化也改变了。父母发现自己更容易从慌乱的模式中跳出来了，孩子们也发现自己更容易冷静下来，归于中正。当我问一个孩子，他有没有注意到这个练习带来的不同时，他总结道："有。我妈妈的心情好多了，这让我很享受上学的路上和她聊天。"大部分的家庭报告说，冲

突儿乎毫不费力地就结束了，因为"我们的心情都很好"。我个人发现，
这对我作为一个专业人士而言也很有帮助，而且也是一种很好的自我
关怀（见第十章）。

正念的木偶表演

开发这个干预方法最初的灵感来自 Andersen（1991）的团体反思练
习，木偶表演对多角度地反思某个情境提供了一个极佳的机会（Gehart，
2007）。这些创造性的表演使孩子们可以用自己熟悉的媒介——玩——
来讲述自己的故事。实际上，很多孩子发现用木偶或者人物来讨论困难
的情绪会更容易一些，因为这使他们能够"看到"这个故事，而不只是
在自己的头脑里想象。如果治疗室里的木偶足够有吸引力的话，很多青
少年和成年人也会享受以这种更好玩的方式来讲述自己的故事，这往
往有助于让那些不太愿意前来咨询的来访者投入进来。而且，木偶还带
来了一个不同寻常的机会：让家庭成员在演绎问题情景时"互换角色"，
这是一个极好的机会，让来访者从别人的视角出发，培养出更多的慈悲
和接纳。

正念的木偶表演

可以通过很多方式来用木偶表演分享问题故事，培养对他人经历的慈
悲，以及辨识出新的、与他人建立关系的方式。治疗师可以基于来访者的
需要和兴趣，从以下选项中选择。以下所列的每一个选项都是从辨别角色
开始的，请每个成员选择一个木偶来代表自己。如果有必要的话，再加入
额外的木偶来代表重要人物，比如老师、朋友，或者请一个人来代表那个
角色。

可选项

- **正念地重演**：邀请家庭重演某个特定的时间，或者展示一个典型的关
系模式。在讲故事的时候请他们暂停，然后正念地反思并分享他们的

体验：

—— 此刻，代表你的那个木偶在想什么，有什么感受？

—— 你的木偶现在在这个情境中感到安全吗？

- **转换角色**：就提升对他人的慈悲和接纳而言，这是一个非常好的选项，可以邀请家庭转换角色，然后再重新演一遍，反思另外一个人的体验。

- **更糟糕的结局**：与大部分治疗师的直觉相反，请家庭成员角色扮演原本还可能更糟的状态是一种强有力的干预手段，特别是如果家庭成员感到无望或者批判的话。这种更糟的例子能够帮助他们培养出一种对目前状况的感恩。

- **更好的结局**：这是一种更加传统的方法，请家庭成员扮演出自己更喜欢的结局，这为他们提供了探索新的反应并加以练习的机会，这对年幼的孩子来说是至关重要的，而且对总是以固有的模式与孩子们互动的父母也有令人惊奇的效果。

比如，我的来访者中有一位母亲，她抱怨自己和儿子每天在上学之前都要吵架，她不得不在上学的路上不停地唠叨他——这是一个常见的问题。七岁的儿子丹尼，坚持说自己累了，不能像妈妈想要的那样走得很快。所以，我邀请丹尼和他的妈妈苏珊，在办公室里用木偶演给我看当时的情况。他们花了些时间来选择合适的木偶——事实上对眼前的各种选择发出过几次笑声——然后我请他们把木偶放到床上让他们睡着。因为总是母亲先起床，所以我让她叫醒自己的木偶——一只蝴蝶，然后表演一遍在丹尼起床之前她会做的所有事项。丹尼对于妈妈要做那么多事情有些吃惊：冲澡、穿衣服、化妆、放狗出去、喂狗、煮咖啡、做早餐。同时，丹尼选的龙在一边打呼噜：在妈妈的蝴蝶做着准备的时候，我也确保跟进他一下。在整个表演过程中，我请他们暂停了一下，反思一下各自在表演过程中的想法和感受，以这样的方式来鼓励一种正念的视角。

然后，是时候让蝴蝶叫醒龙了。龙很明显地反抗了，然后蝴蝶变得越来越坚持。拉扯一直在持续，直到他们上了车。在这个互动中我请他们停了几次，来描述重复性的互动模式，也是为了停下来反思表演过程中他们的体验。

然后，我提议他们交换角色，于是儿子演蝴蝶，母亲演龙。我请丹尼叫醒蝴蝶，做早晨的仪式。当要叫醒龙的时候，龙真的不想起床。丹尼变得非常挫败，于是我提醒他，他是很了解龙在想什么、喜欢什么的，所以，也许他能想出一些方法来，让龙享受醒过来的时光。丹尼变得很有创造性，去楼下打开了龙最喜欢的卡通片吸引他下来，并且煮了鸡蛋，他知道丹尼抵抗不了鸡蛋的诱惑。最后，我请他们分别反思在新角色中的内在关系性体验，然后他们用这些思考在接下来的几个星期中改变每天早上的常规活动。

如其所是地叙事：叙述自我

哲学家与科学家之间在下面这个问题上意见罕见地一致：我们的自我感是透过"叙事"形成的，即我们讲给自己听的关于自己的故事（Gergen，1991，1999；Siegel，1999）。这个过程始于生命最初的几年，父母和照料者为孩子叙述和描述他们自己的以及他人的心理体验，比如意图、情绪、想法和内在对话（Siegel，1999）。比如，"麦克现在感到很难过，因为他不想让朋友离开。路易斯现在也很难过，因为自己不得不离开。但是，麦克和路易斯今天晚上和家人一起吃晚餐的时候都会很快乐，可以告诉家人自己今天和伙伴一起玩的时候做了什么。两个人也都很期待下一次一起玩的时候。"

不论喜不喜欢，或者有没有觉察到，父母通过与孩子以及与自己的情绪和思考过程的关系，深深地塑造着孩子的自我感，以及他们对于自己内心世界的理解。最近，心理学家们，如 John Gottman 和其他一些人强调了教父母情绪技巧的重要性（Gottman，1999），以此来促进孩子们的情绪智能（Goleman，2005）。成功地引导孩子的内在对话的关键，在于父母冷静地观察自己内在过程的能力，这种能力可以通过正念和接纳练习加以培养，父母可以通过规律性的练习，或者在治疗师的帮助下用引导式正念沟通和类似的干预方法，来帮助孩子和他们的父母条理清晰地理解自己内在的世界。

"如其所是地叙述"的过程是从情绪教练的练习中拓展而来的，它不仅帮助孩子变得对自己的情绪更有觉察，也帮助他们看到，"自我"是从个体对情绪、想法、动机、期待、关系和行动的解读与关联中浮现出来的。年幼的孩子的发展性特点要其他人帮助他们来做这件事，而年长的孩子和成年人通常能够得益于别人帮助他们更有条理地讲述发生的故事，更具体地说，就是他们的身份是如何从自己的叙述中浮现出来的。这个过程从治疗中开始，但是理想上，在家里应该继续这个过程，由父母来帮助孩子们叙述他们日常生活中发生的事。

这个过程的关键在于"叙述的条理性"：从说话人的角度出发，有条理地把故事组织起来，于是听的人就能够理解他 / 她的情绪、行动、想法、决定和情节发展（Anderson，1997）。这个练习是基于这样一个假设：每个人都能理解自己内在的世界，哪怕他们没法很快地用语言来表达。甚至是被诊断为精神分裂的人也能"有条理"，但是那是只有一个人能分享的现实 。相比之下，大部分人都会与来自他们家庭里（一个微型文化）的人，以及来自他们的民族、国家、性别、性、宗教、社会、语言、职业和其他文化群体的人（他们是其中的一份子）共享自己对于什么是"有意义"的元素的定义——但也仅是共享元素。尽管我们解读世界的方式或许与这些人有很多相似之处，但每个人理解意义的特定系统都是独一无二的。

如其所是地叙事

治疗师可以用以下的步骤来帮助每个家庭成员"如其所是地"述说与他们有关的问题互动。父母在家里的日常互动中也可以使用这个过程。

- 采取一种无知的姿态：如其所是地叙事始于无知且不作任何假设，因为它是基于这样一个前提：每个人都在建构着自己的现实，所以他们有自己独特的解读逻辑。

- 好奇地倾听：当述说者讲述着自己的故事的时候，倾听者好奇地关注"解读方式"，并衔接起故事中每一个元素的"内在逻辑"。

- 提问，从而能以叙事者的角度来"理解"：随着故事的展开，提出一些问题来澄清讲述者的意思，以及在他的世界里能"说得通"的内在逻辑，而不用外部的推理方式去理解。比如，如果讲述者一开始的时候说，"我今天去公园了"，好奇的倾听者会询问他去公园的动机，这个人期待着会发生什么，谁会在那里让哪些事情发生，等等。

- 组合到一起：结束的时候，倾听者可以帮忙，加上内在逻辑、假设、意义和解读来重新讲述这个故事，从而使故事的每个元素连接在一起，让其他人也能"理解"这个故事，即使他们不同意这个故事。

- 反思：最后，讲述者和倾听者都花些时间来反思并讨论，从讲述者的立场来看，这个故事是如何"说得通"的。

  —— 在这个故事里，什么最明显？

  —— 在这个故事里，什么对你来说最有意义？什么最没意义？

  —— 什么最令你感到惊讶（讲述者常常没有用语言组织过自己内在世界的逻辑）？

  —— 有没有哪些部分是你希望有所不同的？怎么样的不同？

  —— 有没有其他的方式是你或许可以用来解读这个情境的？其他人的视角与你现在已有的视角有没有不同？还可以用什么其他可能的方式来看待这个情况？

所以，在家庭中经常发生的情况就是，父母已经决定了，孩子理解自己的世界的方式是"错误的"或者"不现实的"（这往往是从成年人的角度出发来看的），所以他们不去尝试从有利于孩子的角度出发来理解。然而，这样的理解却是帮助孩子们有条理地理解自己的世界和他们自己的前提条件。就像任何一个父母都知道的那样，仅仅通过告诉孩子们或者青少年哪种理解事物的方式更"合理"，很少会有帮助。尽管如此，很多父母继续在尝试着，因为他们不知道其他的方法。孩子们需要的是协助他们理解自己的世界，就像一座桥梁，帮助他们从现在的位置出发，去到一个更有用的、用来解读所发生的事情的方法的位置。治疗师可以帮助父母在家使用以上的过程，来更成功地与自己的孩子沟通。

给儿童使用的"摇晃"正念练习

教年幼的孩子正念练习需要很多的创造性。就很多方面而言，儿童比成年人更容易进入正念的状态，因为他们还没有智性上的能力来完全脱离当下的生活。但是随着他们的成长，学习正念技巧可以帮助他们更有意识地保持活在当下这个天然的能力。这也为父母们创造了一个极佳的机会，和孩子们一起练习正念。

我最喜欢的一个儿童正念冥想是"摇晃"一个动物公仔，哄它入睡，这是由 Greenland（2010）和她的同事们在"内在儿童基金会"发展出来的方法，"内在儿童基金会"是一个致力于教儿童正念的机构。这是一个简单而有效的方法，使孩子们可以练习正念，帮助他们让自己正念和平静下来。"摇晃"正念练习包括躺下、把一个动物公仔放在肚子上，然后肚子会随着呼吸温和地起伏，从而摇晃公仔，孩子正念地观察这个动物的起伏。对大部分的孩子来说，这是一个好玩且熟悉的任务：终于有机会摇晃别人入睡了。这也很自然地邀请他们采用一种安静的、冷静的行为，特别是如果这个孩子有很好的按时睡觉的习惯来帮助他安定下来的话。

为了做到这一点，孩子和父母需要仰面躺下，肚子上放置一个用小豆子填充的动物公仔或毛绒玩具，这个动物会待在那里参加这个"摇晃"冥想。治疗师可以用以下的话语来引导他们，也可以用自己喜欢的说法来做。

摇晃冥想

- **姿势**：以一个舒服的姿势仰面躺着，可以用枕头，如果有帮助的话。花些时间感受身体下面的地板。现在注意到你的腹部在如何随着呼吸起伏。它自然地这样做着，你完全没有做任何特别的事情。

- **动物公仔的位置**：当你准备好了，把动物公仔放在你腹部的中间（注：用小豆子填充的动物公仔是最好用的，因为它们最不打滑）。

- **注意**：注意到你的动物公仔是如何随着你自然的呼吸而起伏的。你完全不需要改变自己的呼吸。它是自己发生的。而且，现在你的小伙伴正在你自然的呼吸带来的起伏中轻轻摇晃着，快要睡着了。

- **叙述**：随着你的吸气，你的腹部充满了空气，你的动物公仔升高；随着你的呼气，你腹部清空，动物公仔下降。你不用做额外的事情，它完全是自然地发生着。

- **摇晃着睡着**：花些时间，只是观察你的动物公仔被摇晃着睡着，观察它随着你的自然呼吸上下起伏。

- **最后的观察**：在你结束之前，我邀请你注意一下，现在你的呼吸怎么样。与开始的时候相比，是一样的还是有所不同了——在呼吸之间是不是有更多的空间了，或者呼吸加深了？注意一下你的身体，是一样的还是有所不同了——你感觉更放松了吗，还是更痒了，或者更累了？注意一下你的头脑，是一样的还是有所不同了——它更冷静了吗，还是更清晰了，或者更放松了？注意一下房间里面发生了什么。人们是一样的还是有所不同了——更安静或者冷静了吗？只需要注意到此时此刻你的体验。

摇晃冥想对家庭来说是一个很棒的练习，因为父母双方和孩子们都可以很有意义地一起参与到正念中去。

迷你正念和接纳的瞬间

正念和接纳不只是技巧，更是塑造着家庭如何对待自己的日常生活与体验的态度和价值观，一旦家庭在正念沟通及其他练习上取得了进展，他们就可以找到一些可能性，把迷你正念和接纳的时刻加入到他们的日常生活中去。比起个体和夫妻，有孩子的家庭每一天的日程安排更紧凑：学校、足球练习、音乐课、回家作业和睡前时间，这些往往设定着大部分家庭的节奏。在这些精心安排的日程中加入小小的正念和接纳的时刻，会对家庭产生一个深刻的影响，因为这让一家人都投入到一个持续的练习之中，于是通过一家人规律性地践行，戏剧性地重新定义了那个家庭的微文化。

找到一些方法来把正念和接纳整合到家庭常规事物中去，是一个很好玩的过程，每个家庭成员都在其中扮演着主动的角色。理想的情况是，基于家庭在治疗中的所学，他们可以想出自己独特的主意。"正念时刻"最容易整合到家庭已经在做的活动中去：起床、上学、吃晚餐和准备睡觉。为了让这些事情做得成功，要做得简短，或者更好的是，不要比他们已经在做的事情更长。

一些常见的做法包括：

- **正念地检查天气**。站在户外（如果在严寒地带的话，把手伸出窗户）一会儿，正念地体验空气的温度、微风、阳光或者雨水；这是一种很好的、全家人一起开始一天的方式，更具体的做法就是决定穿什么。

- **骑车或步行上学**。在去学校的路上，每个人都能找一件他能做的事情，来让自己的一天过得更好，而且也让别人的这一天过得更好，把它作为一个慈悲练习。

- **骑车或步行放学**。叙述"发生了什么",让一天连贯起来,练习对自己和他人的慈悲和接纳。

- **正念祈祷**。晚餐前说祈祷文或者祈祷词,以此邀请正念的体验、慈悲和接纳。

- **正念咀嚼**。在晚餐开始时的两分钟安静地、正念地咀嚼。

- **晚餐对话**。晚餐对话开始的时候,请每一位家庭成员找出一天中1~3个正念的、慈悲的、接纳的或者正面的体验。

- **感恩练习**。把正念的注意力带到一天中丰富的事情上,可能是发生在晚餐期间或者入睡前的;练习感恩与较高的幸福感呈正相关(Seligman,2002)。

- **正念沐浴时间**。在洗澡刚开始的几分钟感受水、泡泡和其他在浴缸中的感觉。

- **睡前故事**。重新讲述白天发生的事情,以这样的方式练习对自己和他人的接纳、正念和慈悲。

- **睡前祝福或祈祷**。用一份宗教的祈祷词或者正念地感谢和慈悲,家庭可以通过正念地在一起感谢那一天发生的好事来结束这一天,对发生的挑战有慈悲心,接纳所有发生的事情一起构成了生命的美丽和珍贵。

尊重他们的方式

我发现,把每一对夫妻和每一个家庭都当作独一无二的文化会很有帮助,他们有自己的一套价值观和渴望的"好东西"。尽管我对正念、接纳和慈悲练习非常热衷,但是我还是会很小心,不把这些想法强加到人们身上,而是邀请他们看一看,这些对他们有没有意义。大部分人会发现,这些练习中至少有一部分对他们来说是很有用的,而且很坦率地说,比他们过去在治疗中体验过的活动更有参与感,因为这些练习使人们可以更主动地、更参与式地处理问题。最可能是因为现代生活的节

奏，很多夫妻和家庭发现这些练习与他们很有关，而且立刻就能缓解他
们长期以来体验到的压力，而且持续时间够久，足以使他们相信事情确
实是有可能变好的。

第三部分
培训和自我关怀

第九章

培训和督导

一种更好的方法

作为一个新督导，我在现场督导实习生时有过一些令人困惑的经验——我知道这些实习生很聪明，也很有能力，所以已经充分地理解了我刚刚向他们解释的内容——可是在督导休息时间结束后回到治疗室时，他们完全不记得我之前讲解的内容了，甚至也不记得最基本的治疗技巧了，而且这些技巧在课程中已经进行过无数次的演示。这些实习生们都很聪明，已经知道该怎么做，也在课堂的角色扮演中展现过这些技巧，但是当他们面对一个真实的来访者时头脑却"一片空白"了。一段时间之后，我意识到到底发生了什么情况：这些实习生太焦虑了，他们的应激反应启动，于是无法提取他们"早就知道"的信息，因为那些信息是储藏在更高的前额叶皮质里面，在高应激情况下几乎是无法触及那里的。

很多实习生没有意识到这样的动力，他们开始的时候会抱怨自己在课堂里学习得还不够，不足以接手真实的个案。我现在对他们的回答是，向他们解释第一次见个案是如何影响到了他们运用课程中所学的能力的；所以，哪怕学习240个课时，还是无法让他们在见到个案时不焦虑。而且，我还观察到另一个动力，哪怕实习生能够做到保持冷静，很多临床技巧也只能在真实的设置中加以学习。我把这和学游泳做了比较：哪怕是奥林匹克运动员的教练坐在干干的教室里向你解释如何游泳，你大部分的学习还是得要在游泳池里进行。治疗似乎也是一样的：教育家可以没完没了地说（确实很多人是这样的），但是关键的学习瞬间是发生在治疗室中的真实个案身上的。

因为正念可以直接影响到应激反应，所以它具有帮助实习生管理好自己的焦虑情绪的潜力，于是他们就能更多地把课堂中所学的知识运用到治疗室里，同时也能更快速地在活生生的个案那里学习。这一章会简单地概览一下几个健康领域中的教育者是如何开始运用正念来训练专业人士的。

为何要教正在接受训练的专业人士正念

教育者们很有一致性地找到了两种前提假设，关于将正念教给正在接受训练的专业人士：

1. 减轻培训生的个体压力，压力会影响其表现以及整体幸福感（Bruce，Manber，Shapiro，& Constantino，2010；Rimes & Wingrove，2011）。

2. 教授核心的关系技巧和治疗技巧，包括以下内容：

   ● 集中注意力：帮助培训生在个案过程中焦虑被激发时仍能保持聚焦（Fulton，2005）。

   ● 专注地聆听：改善培训生从未知的、不确定的位置出发倾听来访者说话的能力（Shafir，2008）。

   ● 同频和共情：通过培养自我同频来提升培训生与来访者同频和共情的能力（Bruce，2010；Rimes & Wingrove，2011；Shapiro & Izett，

2008）。

- 治疗性临在：提供一种方法来帮助培训生更快速、更直接地培养治疗性临在（Gehart & McCollum，2008）。

- 情感耐受：帮助培训生在来访者表达强烈的情绪时，以及他们自己在会谈过程中感到焦虑时，仍然能保持情绪的临在、不焦虑。

- 练习接纳：减少评判他人或情境的自然倾向，而是如其所是地接纳，具有慈悲心（Fulton，2005；Rimes & Wingrove，2011）。

- 宁静以及助人的局限：培养一种与生命及治疗的起起伏伏同在的能力，也接受治疗并不是万能药，多种形式的苦是生命固有的（Fulton，2005）。

- 学习看到建构的过程：理解头脑是如何"建构"他所看到的问题的，并且知道如何与这个自然的过程互动，来帮助来访者化解自己的担忧（Fulton，2005）。

- 暴露出不恰当的个人需要：提升对于治疗师会如何过度地、不恰当地执着于问题和治疗结果的觉知，治疗师会以这样的方式来抬升自己的自尊感和自我意象（Fulton，2005；Rimes & Wingrove，2011）。

为了支持"正念能够为健康专业人士的训练做出有意义的贡献"这个命题，教育者们对一系列健康专业的培训生做了几个初步研究和控制研究，包括医生、治疗师和护士（Bruce，2010；Cohen-Katz，Wiley，Capuano，Baker，& Shapiro，2005；Epstein，2003a；Jain，2007；Shapiro & Carlson，2009；Shapiro，Schwartz，& Bonner，1998）。这些研究一致地支持正念的有效性：（1）能降低压力、抑郁、焦虑、过度思虑等，（2）能提升慈悲心、共情、自我慈悲和正面的情感体验。而且，Rimes 和 Wingrove（2011）发现，尽管所有的培训生都能从中获益，减少过度思虑并且拥有更多的慈悲心，但是只有第一年的培训生的压力显著减轻，这凸显了在第一年的临床培训中，练习正念可能具有的潜在的额外好处。

此外，已经有一些初步的研究开始探索治疗师的正念训练与可测量的来访者成效之间的关联。在德国的一个双盲研究中，正在接受培训的治疗师被随机分配给两个组，分到治疗组的需要接受指导进行有规律的正念禅修，另一个为控制组，两组均进行9个星期的疗程。进行正念练习训练的治疗师的来访者在SCL90症状清单上的报告上有更多的改善，同时还有其他可测量的临床改变（Grepmair等人，2007）。在一个关于治疗师的正念特质的研究中也有相似的结果，Padilla(2011)发现，"肯塔基正念技能量表"中得分更高的治疗师的来访者们报告的治疗联盟和治疗结果在大部分的测量中都得分更高。这些关于来访者治疗结果的研究——除了已经得到了很多记录的降低压力与提升对自己和他人的慈悲心这些效果之外——为人们越来越有兴趣让专业培训生学习正念提供了实证支持。

沉思与正念的教学法

教授正念，与最新的沉思式／正念式的教学范式是相符合的（Bush，2010；Lief，2007；Shapiro，Warren，& Astin，2008；Siegel，2007）。沉思式的教学法聚焦于教授反思式的思考，是一种元认知的过程，包括对于思维、学习、情绪和关系过程的思考，而不再是教授基于逻辑和分析的批判性思考。正念教学范式强调的是对未知敞开，内隐地意识到不只有一个视角（一个建构主义的立场），对于分别警觉（正念觉知），对情境敏感（正念的观察），以及以当下为导向。

沉思式教学策略运用正念的或者其他对当下进行觉知的练习来帮助学生们在学习的过程中观察自己的精神以及情绪过程。有几种沉思式的教学策略可以整合到各种精神卫生培训项目的课程中：

- **随机鸣钟**。可以随机或定时设置一个信号，比如钟声，让课堂中的每个人都用一分钟左右的时间来简单地进入正念，觉知他们的头脑、心和身体在当下的体验。

- **指导者的正念**。指导者们可以在进入课堂之前，开始上课之前，以及在上课过程中适当的时机做一些简短的正念练习，以此把正念带入课堂。很像是治疗师的临在对于治疗过程的影响，指导者带入教室的临在品质能够戏剧性地改变课堂的氛围、学生的参与品质和课程的流动。

- **思考任务**。除了（或不再）布置作业让培训生写研究评论或理论分析之外，指导者还可以设计一些任务来引导学生富有意义地反思自己的阅读、课堂讨论或网上发表的文章。比如，作业或许涉及正念地描述他们对于某堂课的内在对话，找到不同的视角、观点和论点的来源，这些都是他们思考过程的一部分。

- **伦理及其他两难问题**。邀请学生反思伦理及其他挑战性的两难问题会为沉思提供丰沃的土壤。这种练习很容易就能整合到专业伦理课程中；比如，可以请学生们在课堂中安静地沉思并写下某个特定的伦理两难问题，然后再与其他人讨论，以此来确保每个人都花时间进行沉思的过程。

- **对学习过程的反思**。布置任务让学生反思自己的学习过程，他们对于特定的学习活动是如何反应的以及他们怎样学习是最好的，这可以提升他们自我反思的能力，提升与学习和关系性的互动相关的觉察。

临床训练中的正念

尽管我在别处也提到过（Gehart & McCollum，2008；McCollum & Gehart，2010），Eric McCollum 和我把正念作为我们对于硕士级别

的治疗师和咨询师的临床训练中的一部分，我们的意图是为了帮助他们培养治疗性的临在。我们已经有将近十年的时间要求学生进行定期的正念和沉思练习，并在这个过程中改进我们的教学方法和研究结果（McCollum & Gehart，2010）。学生们报告说通过这个课程，他们在个人、临床和关系方面都获得了益处，包括与来访者同在的能力提升，在治疗过程中内在对话减少，对来访者和自己的慈悲增加，睡眠的改善，以及在治疗过程中更为冷静等。

我将在以下部分列出课程的关键元素：

- 概览：何时、何地、谁以及如何执行课程大纲
- 阅读和资源
- 课堂中的讲座和讨论
- 课堂中的冥想
- 在线模块
- 正念练习
- 日记和记录
- 建立社区
- 知行合一

课程大纲概览

何时：把握好介绍正念的时机

理想上，可以在受训治疗师第一次见来访者之前或者见来访者的同时向他们介绍正念，总体而言就是在训练初期；初步研究发现，在这个阶段介绍正念还会有额外的减压的好处（Rimes & Wingrove，2011）。如果可能的话，在两个学期的课程里纳入正念的内容，由同一位老师来教，学生们的学习和练习会得到显著的加深。但是，大部分已经在这个领域中开始应用训练的学生通常都迫切地想要学习正念，无论他们正在训练中的哪个阶段。

何地：教室的选择和大小

尽管也可以在更大一些的教室中教正念，但是为了有更多讲师与学生直接接触的机会，以督导或其他小型课堂的亲密型设置来实施会使学生得到更多个体化的指导和教导。至少需要安排10～15小时的课时来专门用于正念的训练。

谁：指导者的经验

就像学习如何做心理治疗一样，学习练习正念需要有一位更具经验的实践者来给予一定量的教导和指导。所以，想要在教室中教授正念的讲师至少需要有一年精进的禅修练习经验，时间还可以更长些。这样，讲师就能提供富有意义的指导，在常规练习正念的过程中，学生会出现各种各样的挣扎。

如何介绍正念

就像正念可以有很多种教授方法和练习方法一样，"如何"介绍正念取决于学习的情境。有些重要的议题要考虑：

- **让它有相关性**。如果讲师在介绍的时候能让学生理解到，正念与他们每一天的临床工作和个人生活都是高度相关的，那么学生们就会有更多的动力去探索和练习正念。所以，当讲师向学生介绍正念时，可以强调正念将会在以下几个方面帮助他们成为更好的治疗师：

    —— 提升他们应对压力的能力，如接待新个案的压力

    —— 使他能够发展出一种治疗性临在的能力

    —— 提升他们的慈悲心和同理心

    —— 提升他们理解人类的心灵如何运作的能力（更重要的是，还能理解它是如何运作不良的）

—— 帮助他们做好准备，把正念发展为一个专长领域

—— 提升他们在治疗过程或学习过程中集中注意力、记住信息的能力

—— 使他们能在个人关系中更为临在

—— 在临床及个人生活中提高自我觉察和洞察

—— 深化他们的灵性或宗教修行

因为正念能够以无数种方式帮助刚起步的专业人士，所以大部分的学生都很有动力，会花至少一学期的时间认真尝试。对于少部分不愿意尝试的学生，讲师可以用合作的方式与他们讨论其他沉思式的练习和额外的选择，找到一些活动帮助他们取得相同的或相似的结果。主要目标是帮助他们培养起一种治疗性临在的感觉，并且能够成功地管理好压力。而且，当讲师更加强调结果而不是方法时，学生们通常愿意找到一些适合他们的方式，并且把这些练习加入到他们的生活中去。

● **文化与宗教/灵性背景**。当讲师把正念介绍给全班学生时，他需要仔细地考虑学生们生活中的文化、宗教以及灵性的维度，努力地确保创造空间去尊重他们。我发现，学生们对正念的看法与他们本人的宗教或灵性传统匹配度越高，往往能预测出他们是否有较高的练习动机，还是偏向于抗拒。比如，在教传统的学生时，我就更需要花时间讲解传统形式的沉思式修行与当代的正念如何进行比较。相比之下，在那些更为自由的学生参加的课程中，教师或许会发现，他们的学生中大部分人已经有某种形式的沉思式训练，而且他们可以在现有的基础上继续学习。

当我和某种宗教传统密切相关的学生一起工作时，比如基督教、犹太教或者伊斯兰教，我会鼓励他们在自己的信仰中寻找沉思冥想的传统，并从中汲取灵感。比如，天主教的修道士和修女们已经有很长的沉思祈祷的传统，这是基于圣十字约翰和大德兰修女的教导，这两

位都是基督教中的神秘学者，他们使用正念的技巧来直接与上帝会面 (Keating，2006)。相类似的，犹太教的沉思传统正在重新流行起来，现在有很多犹太教堂提供冥想和沉思团体 (Roth，2009)。很多有宗教信仰的学生把正念练习整合到他们自己常规的祈祷时间 (要么之前，要么之后) 中，来深化他们的宗教修行。此外，那些认为自己更多是进行灵性的修行 (而非宗教活动) 的学生发现，正念练习是一种很有帮助的方法，可以深化他们的修行。所以，鼓励学生将他们现有的宗教和灵性修行传统与正念修习进行整合，并鼓励其开展对话，能够促使他们在生活中以自己的方式更坚实地扎根于正念的练习之中，这也会在课程结束之后更有可能持久。

- **必修或选修**。正念既可以被介绍为一种必修的课堂活动，也可以被介绍为一种选修的课堂活动。因为有越来越多的研究支持使用正念来培养作为一个有效的治疗师的技能的必要性，我得到了大学的支持，将正念练习在临床训练课程中列为必修课。相比之下，在更为传统风格的"讲座型"课堂中，我通常会将正念练习作为"额外学分"列为选修课，以这样的方式支持学生们深化他们的实践，并且可以让它在课程中更为普及，因为并不是所有的实习课程或临床工作的讲师都会教这些。在这些课程里，我提供额外的见面机会以及在线课程来训练正念，请学生们记录练习周记，并上交一份最终的总结汇报。

令我感到非常惊讶的是，当我允许班级同学一起来创造教学大纲时 (Gehart，2007)，学生们经常会坚持认为，是我让正念变成了一个"必修"的任务。他们说，当练习是一个课程要求时，他们更可能持续地练习，因为他们得要以一种实在的方式为学习负起责任。很多人汇报说，他们想做正念练习，但是常常会有一些更需要优先考虑的事情阻碍了他们。把它列为一项课程任务使得他们也可以把正念练习作为一件需要优先去做的事情了。

阅读资料和资源

在支持学生发展他们的正念练习方面，讲师有很多阅读资料可以选择。我并不是只教一种方法，而是布置一两本必读书目，鼓励学生探索各种他们感兴趣的练习方法，比如天主教的沉思式祈祷或犹太教的冥想。以下罗列了一些非常优秀的资源供各位考虑：

- 《一本以正念为基础的减压工作手册》（*A Mindfulness-Based Stress Reduction Workbook*，Stahl & Goldstein，2010）。这是一本全面的正念减压课程的工作手册，包括一张冥想 CD。

- 《傻瓜学冥想，第二版》（*Meditation for Dummies*，Bodin，2006）。尽管其他的学术界人士或许在看到标题之后就会挑起一边的眉毛，但是这本书全面地提供了各种冥想方法，纳入了各种宗教及非宗教的冥想传统，包括一张冥想 CD。

- 《走出头脑进入人生：新型接纳与承诺疗法》（*Get Out of Your Mind and into Your Life: The New Acceptance and Commitment Therapy*，Hayes & Smith，2005）。这本工作手册为学生提供了很多书面练习，是正念练习的一个很好的补充。

- 《倾听之禅》（*The Zen of Listening*，Shafir，2000）。在广泛的商业及专业情境中（包括心理治疗）使用正念倾听的实践方法。

- 《正念的心理治疗师》（*The Mindful Therapist*，Siegel，2010b）。本书详尽地描述了治疗师们可以如何使用正念以及人际神经生物学的信息，来为他们的来访者指导练习、进行干预。

- 《全然临在：正念练习的科学、艺术与实践》（*Fully Present, The Science, Art, and Practice of Mindfulness*，Smalley & Winston，2010）。一本引人入胜的正念介绍，基于加州大学洛杉矶分校的正念课程。

- 《和平在每一步之中》（*Peace is every Step*，一行禅师，1992）。本书是一本令人愉快而且很接地气的书，介绍了如何在日常生活中融入佛教的正念。
- 《分崩离析时》（*When Things Fall Apart*，Chödrön，1997）。本书非常完美地介绍了佛教如何对治苦。

通常，我对于这些阅读要求不提供全面的讲座，但是会请学生们在他们自己的日记或网络日志中进行思考。这些书在那里是为了支持他们实践并发展沉思和正念的练习，每个人根据自己的情况使用。

课堂中的讲座和讨论

大约在每次3小时的课程中，会有10～60分钟的时间用于讲座和讨论，随着学期的进行，会有越来越多的时间用于学生之间的对话，以及学生与老师之间的对话。在这段时间里，我们会探索阅读中的关键点，并且鼓励学生积极讨论个人生活中的实践和临床中的实践。学生们经常会分享阅读过程中的洞察，也会分享正念练习是如何促使他们更好地与来访者联结、服务于他们的来访者的。此外，我们每周也会花时间讨论在家练习时的经验和遇到的挣扎。这段时间不仅仅是用于传播信息，也是为了在学习的过程中创造出一种积极投入的社区感和团体感。

课堂中的冥想

课堂中练习的长度

在教正念时，应该把某种形式的正念活动整合到每一堂课里，把它作为常规课程活动的一部分。依据不同的课堂，我会用10～60分钟的时间来讨论与活动，其中平均有10～20分钟的时间是用于练习。

在前6—8次课程中，在我刚开始介绍正念练习的时候，我会花更多的时间在正念上，留出时间做讲座、做练习，并进行讨论。当学生们

的技能更娴熟时，练习时间会占活动时间的5 ~ 20分钟，讨论时间会
减少。

练习的时间

正念可以在课程的开始、中间或结束时成功地实施。在课程开始的
时候做正念练习的好处在于，这种做法最容易确保课堂的时间被留出
来；很多学生发现，在课程开始的时候做冥想，有助于他们从忙乱的交
通或者工作中过渡出来，使他们能够更好地在课堂里集中注意力。当某
一堂课是晚上的最后一堂课时，以正念的工作结束这堂课会特别好，因
为这能够使学生更加充分地放松（他们不需要担心后面的课程），并且
可以过渡到他们晚上的常规事务中去。如果是以正念的练习作为间奏，
将课堂时间一分为二，那么在课程的中间练习正念就会是一个很好的
选择。

课堂中的引导冥想

我的同事 Eric McCollum 和我（Gehart & McCollum, 2008）在课堂
中已经用过各种正念练习，以及与之相关的沉思式练习，以此来向学生
们介绍一系列他们可以在家使用的练习方式，从而深化他们对于正念
的理解。这些练习包括（各项内容的详细信息可以在这一章的末尾或者
在各项标明的章节中看到）：

- 《正念呼吸冥想》（见第六章）。对呼吸进行正念冥想，这是最常
  见的正念形式；在教室里既用过引导式的冥想，也用过非引导
  式的冥想。
- 《慈悲冥想》（见第八章和第十章）。对自己、对亲密他人、对中
  立的他人、对敌人、对来访者，以及对同学。
- 《慈悲地回顾一生》（见第八章）。这是与伴侣一起做的冥想，在
  练习中，他们想象伴侣人生的开端、当下、未来，以及他们在

这个过程中经历的喜悦和哀伤。

- 《正念饮食》（见本章末尾）。这是一个引导式的冥想，在过程中正念地吃一颗葡萄干、葡萄或者巧克力，将注意力关注到所有的感官。

- 《正念站立/行走》（见第六章）。这是一个引导式的体验，在站立以及行走时体验身体的感受。

- 《正念瑜珈伸展》（见本章末尾）。在做基本的瑜伽伸展动作时，对身体的感受进行引导式体验，可以在教室的椅子上进行，有条件的话，也可以在开阔的空间进行。

- 《正念身体扫描》（见第六章）。正念地关注身体的每一个部分，不尝试放松或做任何改变。

- 《对冰块（痛苦的感官感受）正念》（见本章末尾）。握着冰块进行引导式的正念体验，正念地观察头脑对轻微疼痛感受的反应。

- 《正念倾听》（见本章末尾）。这是一个户外练习，鼓励参与者正念地注意我们日常环境中的噪声。

- 《"被看到"沉思式戏剧练习》（见本章末尾）。在这个练习中，班级同学轮流允许自己被团体看到。

- 《日常活动的正念》（见第六章）。正念地投入到普通的日常活动中。

- 《3分钟呼吸空间》（见第六章）。这是来自于正念认知疗法的一个简短的冥想，帮助个体在繁忙的一天中重新找回他们的焦点感和中正感。

- 《减压观想》（见第六章）。在这个观想练习中，充满压力的情境被微缩成能够管理的大小。

在很多以正念为基础的团体课程中，是用正念饮食或身体扫描来介绍正念，然后再对需要纪律性的呼吸冥想练习提供指导。

家里的正念练习

除了参与课堂练习之外，我们也要求学生在家里做某种形式的常规正念练习，或者沉思式的练习，以便充分地从正念训练中获益。我已经在指导学生和来访者正念方面有差不多十年的时间了，练习刚开始的时候，我会要求学生进行最小量的2 ～ 5分钟，每周五次，以这个方法，我取得了很大的成功。这个方法是基于这样一个前提（现在已经得到了最新研究的支持；Rimes & Wingrove, 2011）：更频繁的练习（比起次数较少的长时间练习）更有利于长期的成果。许多练习过一次的学生报告说，允许自己只练习5分钟使他们能够更有规律地去练，而不是必须练习20分钟才能算作冥想。

我鼓励学生们在感觉自己有动力了、准备好了的时候才延长练习的时间。大部分的学生在最开始的几个月里就可以做到每天平均练习10分钟或更长时间。有些学生在维持一个常规的5分钟练习方面都感到挣扎，我鼓励他们去探索背后的原因和可能的对治方法。

尽管这是课程的要求，但是学生们不会因为没有进行有规律地练习而被扣分，他们只会因为没有完成冥想日记或记录才会被扣分（见下方）。

很多学生报告说，在开始的时候用咒语、计数或者画面会有帮助，所以我越来越多地用以下的选择来讨论呼吸冥想：

- **计数**。数每一次呼吸，从1开始一直数到10，然后再从1开始；这比起数呼吸的总次数要高效得多，数总次数也会让人从正念练习本身分心。
- **咒语**。选一个词或者短语，随着呼吸重复，比如"平静／自在"、"阿门"，或者其他练习者觉得能让自己平静下来的话语。
- **画面**。想象自己是一座坚实的大山，或者一个表面上繁忙、下面却很平静的湖，或者只需要想象自己的念头像泡泡一样，当注意力关注到念头时，它们就飘走了。

正念日记、博客、记录

日记

在了解了学生并改进我的教学方法之后，我发现大部分的学生会报告说，最初八周的反思记录提升了他们的觉察，知道什么对他们有效、什么对他们无效，而且也激励了他们自己寻找有效的方法，将正念整合到他们的日常生活中去。学生们根据一定的时间间隔上交他们的日志并且在网上发表他们的日志，于是我可以监督他们的进程，如果有必要的话，还会调整课堂讨论以及讲课的内容。我为他们的日志提供以下的说明语：

在每个学期的前半段，你每个星期将要完成一份一页纸的日志，记录你对这个星期的正念练习或者沉思式冥想的反思。日志必须是打字稿，并且应该涉及以下几个方面：

- 在这个星期，你有没有能够做到练习五次，每次至少5分钟？如果做到了，是什么帮助你实现了这个目标？如果没有，有哪些障碍？
- 请描述你的正念或者沉思式冥想练习：焦点、时间、地点，等等。
- 请描述一下，你用的什么策略来回归你的焦点？在练习的过程中，你能否做到对自己有耐心？
- 请描述任何你通过观察自己的头脑而获得的洞察。
- 请描述由这个练习带来的你日常生活中的任何不同之处。
- 请描述与发展治疗性的临在有关的新的洞察、实践或经验（Gehart & McCollum，2008，p.184）。

我试验过独自用纸和笔记录的版本以及在线博客的版本，总体而言，我更喜欢在线日志，因为这会打造出一种社区感和支持感，不然的话这只是一项孤立的活动。在线记录日志会创造出一种兴奋感和动力，因为在学习有规律地进行练习时，人们都在分享着各自的成功和挣扎。这些在线的日志能够让人们生动地感受到，即便是同样的练习，不同的人会产生多么不一样的影响，甚至是对那些在生活当中有相似处境的人（比如，正在接受训练的治疗师）。举个例子，有些学生记录的是，这些练习是如何帮助他们改善了自己的婚姻或亲子关系的，而其他人则描述了他们开车时有什么不同，也有一些人写到他们的慢性疾病缓解了。有一点非常令人着迷的是，我了解到每个学生都发现了很不一样的练习策略：有些人在早上的时间练习，有些人在车里练习，有些人则是工作的时候练习，还有一些人在晚上练习。而且，在网络论坛中，除了自己遇到的挣扎之外，学生们还了解到很多不一样的练习障碍，对于那些会继续与来访者使用正念的人而言，这为他们提供了很多的学习经验。通过阅读其他人的详尽的报告，看到其他人是如何克服障碍、进行正念练习的，受训者就能更好地做准备，帮助他们未来的来访者面对各种常见的、正念练习中的议题。

周记

当学生们完成了为期8周的记录日志的过程，我们就会转变为用聚焦于解决方案（比如，不内疚）的方式来记录周记（第六章里有一份周记样本，下载自 www.dianegehart.com）。周记有一周七天记录练习的时间长度，或者"休息日"（而不是"无"），以此来尊重人们选择不练习，不对其加以评判。思考题是用来帮助人们设置下一周的、有用的练习目标，问题包括：

- 这个星期中，什么策略让你最容易做练习？（比如，一天中的哪个时间、地点、计时器，等等。）
- 什么策略帮助你提高了练习质量？（比如，焦点的类型、重新聚焦的技巧，等等。）

● 我在日常生活中有没有注意到任何似乎是从练习中得来的好处？（比如耐心、冷静，等等。）

● 我下个星期能做哪一件事情来改善练习，并且让这些好处最大化?

在线模块

除了课堂里的讨论以及布置阅读书目之外，教师也可以为学生提供在线模块，以便他们回顾正念的理论与实践，学生们可以在家里使用，以此支持他们的练习。如果课程时间很紧，我就用这些在线模块来讲解讲座的内容（公布在 www.dianegehart.com 上）。最近，Tobisa Gluck 和他的同事 Zurich Maercker（2011）在维也纳大学进行了一次随机控制研究，他们发现可以用网络的形式成功地教授正念练习，结果在随后的三个月得到了支持。

建立社区

当我们把正念和沉思式练习引入到一个课程里，最重要的、最需要去培养的元素就是社区感，它对练习有支持作用。教育在历史上就一直聚焦于个体，学习被视为一种个人努力，而不是社区事件。尽管这种教学模型在大部分的大学中占主导地位，而且也许在学习学术知识方面，它仍然是一个很好的选择，但是一篇简短的正念文献综述显示，大部分以实证为基础的治疗方法都是团体治疗。具有讽刺意味的是，或许正是因为冥想是最为孤单的人类活动之一，在团体设置中学习冥想似乎是最好的方式。在练习如此个人化的活动时有一种社区感，这会带给人们鼓励和支持，很多练习的新手发现这一点非常宝贵，特别是当他们试着寻找练习的动力，想要克服与之相关的挑战时。

理想的情况是，在训练课程里设置一个完整的正念科目，从而为练习创造出一种强大的社区感。但是，许多训练课程（包括我的）没有条件增加这门课，所以必须要把正念整合到其他课堂里，比如现场工作或者实习。与正念有关的社区感在每一次简短的团体会面中得到培养，或者在网上社区中得到培养。课堂讨论的规律性——哪怕很简短——在产生社区感方面也是至关重要的，特别是在前几周。此外，在线日志、博客以及网络论坛都是很好的方法，学生们可以分享更为详尽的经验、交换资源，来让这些练习继续推进，在课程有限的时间里增加社区这个重要的维度。

知行合一

也许教授正念最困难的部分，就是做到知行合一：持续地从一种正念和接纳的状态出发与学生互动。我相信这句话的意思并不是说，要在人生的每一刻都不焦虑，成为一个毫无瑕疵的偶像，也不是说要散发出像德兰修女般的慈悲来对待所有人。与此相反，知行合一指的是当你在经历人生时，正念是旅途中持续存在的一个部分，让你找到更好的平衡、更大的爱心和更丰富的洞察。就个人而言，我发现这是一个起起伏伏的过程，有时候正念不费吹灰之力就来临了，还有一些时候要记得练习正念都很费劲，就更不要说做到正念了。我和学生们分享正念的生活方式中的潮起潮落，向他们解释，人们修习正念并不能保证"永远幸福地生活下去"，永远宁静安详，因为生活中的各种事情总是持续不断地发生，哪怕你定期练习。通过清楚地解释正念是一种生活方式，而不是万灵丹——因为它无法让生活中不再出现痛苦——学生们能够带着更多的承诺感和现实的期待来学习正念。

课堂练习详细描述

正念饮食：巧克力冥想

通常会用葡萄干来介绍正念饮食（Stahl & Goldstein, 2010），与葡萄或杏仁相比，这是一个很好的选择。但是我自己热衷于巧克力，所以

我更喜欢用巧克力来教学,我发现用它作为媒介,比葡萄干更好玩,也
更引人入胜(Gehart & McCollum,2008)。巧克力还有另一个重要的优
势,就是它有包装纸,我发现这就使人们可以拥有一种更丰富的体验,
包括正念地体验声音、视觉、气味、味道和触觉上的感觉。除此之外,
我也准备了一个非巧克力的选择,听众中至少会有一个人欣赏这一点,
比如,包装袋里的杏仁或者盒子里的葡萄干。

　　大部分以正念为基础的课程都会在第一堂课介绍正念饮食这个练
习,因为这样介绍临在的原则,以及这可以如何转化常见的、日常的体
验,是最好的、也是最容易的方法。此外,还有很多变化的方式(Stahl
& Goldstein,2010),但是通常我会使用以下的大纲。

引导式正念饮食

- 从用你的非优势手拿起物品开始(注:通常用这只手会更容易对事物
  有不同的感知)。

- 花些时间来看一看这个物品,就好像你过去从来没有见过这件东西一
  样。如果有帮助的话,你或许可以想象自己是来自未来的一个考古学
  家,或者是来自外星文明(正念观察)。

  —— 注意它的颜色,以及光是如何从这个物品上反射出来的。

  —— 注意它的形状、轮廓,以及线条是如何汇聚到一起的。

  —— 如果碰巧有字的话,试着在观察它们的时候就好像它们只是一
      些形状,只需要注意到字的线条和形状,不要去念这个字。对于
      你看到的任何其他图案也这样做。

  —— 注意它的质地和硬度:它是硬的还是软的? (触觉的正念)。

- 现在花些时间,把它拿近你的鼻子,注意一下你能不能感知到任何气
  味。也许有,也许没有。试着不要把这个感觉判断为好或者坏,或者让
  你的头脑联想起某个与这种气味相关的记忆,只是去尝试并且如其所
  是地注意到这个气味(嗅觉的正念)。

● 试着双手交替着拿这个物品，并且注意一下，在某个手拿着的时候，是否感觉更轻或者更重。只是去注意一下。也许有区别，也许没有区别。

● 过一会儿，我会请你们拆开手中物品的包装。在你们拆包装的时候，请各位注意一下那个声音。那么，现在请拆开物品的包装（允许静默；正念的静默）。

● 我想请各位再次花些时间，观察一下你手中的物品，注意到它的颜色，光线如何从上面反射出来，它的形状、质地和轮廓。花一些时间来观察这个物品，就好像你过去从来没有见过与这个物品相像的东西一样。只去注意在那里的这个物品，不评判它的美丑或是否有趣，只是注意着它。

● 再一次把这个物品拿近你的鼻子，注意一下有没有探测到某种气味。也许有，也许没有。只是注意着，不评判它的好坏，愉悦或者不愉悦。

● 过一会儿，我会请你们把物品拿近自己的嘴巴，但是请各位不要咬。我想请你们只是去观察，当你把物品拿近自己的嘴唇的时候，你的身体、头脑和情绪在如何反应。

● 请把物品拿到很靠近嘴巴的地方，就在嘴唇前面。注意一下身体在如何反应：你注意到唾液或者其他身体反应了吗？什么念头开始经过了你的脑海？你体验到了什么情绪或欲望？你感到挫败吗，还是兴奋、期待、害怕？只是注意到此时此刻在你内在升起的所有这些念头、感受和身体的感觉（更长时间的停顿）。

● 咬一小口，但是试着不要立刻就嚼。允许它在你的舌头上滚动，注意它在你嘴里不同的部位是否有不同的味道或者感觉。只是注意到嘴里有这个东西的感觉。

● 当你准备好了，就开始慢慢地、正念地咀嚼它，并且注意到你在这么做的时候有什么体验。注意到味觉、感觉和风味，不试图评判它的好坏，只是注意着。

● 现在继续正念地咀嚼你正在吃的这个东西。

做完这个练习之后，我会留出时间做课堂讨论和思考，并把他们的体验与正念练习关联起来。

正念瑜伽

正念瑜伽是正念减压领域中的一个重要实践（Kabat-Zinn, 1990；Stahl & Goldstein, 2010）。正念瑜伽是指在做瑜伽的基本拉伸动作时，对身体的感觉做正念觉知。课堂设置完成之后，学生们可以要么搬开椅子，要么去一个更开阔的空间，如果有条件的话。对大部分人而言，正念瑜伽是一个相对享受而且轻松的正念练习，因为注意力集中在较大的、可以观察到的身体动作上，比起集中在更为微妙的呼吸上更容易。而且，因为拉伸动作而带来的肢体放松，也让这个环节成为了课堂中的最爱。我也发现我的很多学生（实际上是大部分学生）有瑜伽的经验，所以这个练习对他们而言很熟悉，我也发现，对我自己而言，正念瑜伽是一种特别能让我感到焕然一新的练习。在一天漫长的治疗工作中，在两次个案之间，我可以离开座位重新调整一下自己，让血液流动起来，同时也能让头脑安静下来。

与其他正念形式相似的是，正念瑜伽也包括让头脑安静下来，注意力都集中在某个单一的现象上：在这个例子中，就是集中于身体在伸展过程中的感觉。所以，不推荐使用复杂的瑜伽体位，也没必要那么做。尽管富有经验的瑜伽人士通常很轻松地就能把正念带入更为复杂的姿势中去，但是出于课堂练习的目的，这些动作应该非常简单，而且最重要的是，要安全。一些课堂中常用的体式有：

● 双臂伸展，高于头顶。

● 双臂从两侧向上伸展，高过头顶，然后伸向后方（或者放下；也可以将双手带到胸前做祈祷的手势）。

● 前弯。

● 以坐姿向左右两侧扭转。

- 向前、后、左右伸展脖子。

- 转动脖子：向左右转圈。

- 上下耸肩。

- 伸展腿部，如果有空间的话，做弓箭步。

- 伸展双脚：前后伸展、画圆。

冰的冥想

冰的冥想肯定是最乱的一个练习，也常常能在单次修习中带来最多的洞察，因为它让练习者直面痛苦，也直面自己与痛苦的关系。冰的冥想包括握住一块冰，正念地体验握着它的疼痛感。尽管这并不是人们经常喜欢做的练习，但是对于满满一教室训练中的治疗师，想要帮助人们应对各种形式的痛苦的人，这个练习是一个非常好的选择。对于大部分人而言，正念地体验痛苦，并且观察它是如何演化、变动的，是非常令人大开眼界的。在帮助人们学会发展出一种与慢性疼痛的不一样的关系方面，这个练习特别有好处。它也有助于学习如何理解头脑对于痛苦的反应，以及头脑是如何体验痛苦的。如果你还没有尝试过，我建议你尝试在课程中带领这个练习之前，先自己做几次。

冰的冥想

设置：这个冥想要求几样物品：

- 一桶冰块

- 纸巾

- 需要能够承受水滴的地板

- 如果有可能的话，找几个助手快速地传递冰块，如果当时的团体人数较多的话（理想上是每十个人一位助手）。

介绍：一分钟后，你们将会拿到一块冰。然后我会带你们做一个练习，就是去正念地觉察握着一块冰的感觉。很有可能会不舒服，而且很有可能你会体验到一些宁可不体验的躯体感受。我邀请你们来探索这个体验，来了解你的头脑和身体是如何对疼痛做出反应的。当然，如果你感觉太疼了或者认为自己正在以某种方式受到伤害，可以自由地停下来，或者改变这个练习的做法。练习的目的是为了探索头脑和身体是如何对痛苦做出反应的，于是你或许可以在其他的情境中更好地处理痛苦。但是，这个练习不是为了造成身体的或其他方面的伤害。所以，请在任何时候自由地暂停或者停止。

练习：请拿一块冰放在手里。开始的时候，只要张开手，把它放在你手上的某个位置，注意你的手有什么感觉，注意到躯体的感受，同时也留意什么念头或者情绪经过了你的头脑。你也许感觉到一些感受，比如冷、热、灼烧感、刺痛感、湿润，以及麻木。时不时地，这些感受也许会微微改变，或者发生很大的改变，只需要注意在那里有些什么，成为这些不舒服的感受的"高度好奇的观察者"（停顿5秒）。也注意到你的头脑里闪过一些什么：念头、情绪、恐惧、期待。注意到这些念头，然后就让他们飘走，重新把你的注意力集中到冰在手上的感觉。当你准备好了，允许冰在你的手中略微移动。只是去注意你的感觉。试着不要做其他的动作或者调整。注意你手上的感觉，同时让头脑安静下来（再停顿5 ~ 10秒）注意冰块的大小和形状发生了什么。如果现在有水了，只需要注意到它，它在如何移动，以及它在你手里是什么感觉。只是去注意到，不试图做任何改变，不试图做任何好坏的评判，只是注意这个体验。注意到你的头脑、身体和情绪想要如何反应。再花一些时间，只是安静地注意着。

结尾：我们会传给各位一些纸巾和一个桶，可以把任何剩余的冰块放进桶。

讨论（结对讨论或在整个团体中讨论）：

● 描述手握冰块的过程？

● 躯体感受是什么样的？

● 你注意到了一些什么念头或者情绪？

- 最困难的部分是什么样的？

- 你对于滴水有什么反应？

- 你自己是如何对痛苦做反应的，从中你学到了什么？

正念聆听

正念聆听练习既可以在室内，也可以在室外进行，理想的情况是在室外的自然环境中。在这个练习中，邀请参与者们正念地体验他们所处的自然环境中的许多声音。

正念聆听

过一会儿，我们将会安静地坐着，倾听我们环境中的声音。我想请你们开始的时候闭上眼睛，但是你也许可以试验一下，睁一会儿再闭上。我想请你们注意自己听到的声音。你听到远处的声音了吗？汽车、飞机、割草机或者有人在大喊？你听到近处的声音了吗？你的手表、人说话的声音、暖气或者空调的声音？你听到你身体的声音了吗？你的呼吸或者心跳？当你听的时候，试着不要对声音做判断，不要判定它们是好的还是坏的，只是注意你听到的声音。头脑通常会筛除掉背景的噪声，但是在接下来的几分钟里，我想请你调频到那些声音。最后，我们会讨论这些体验。

"被看见"：沉思式戏剧练习

对于正在接受训练的、想要学习如何与陌生人发展亲密关系的治疗师，这个沉思式戏剧练习是一个非常好的选择。在这个练习里，团体中的每个人轮流在一个想象中的舞台上"被看见"，其他人正念地观察他们。这个看似非常简单的练习可以很有力、很感人。

被看见

设置：需要设一个想象中的舞台，理想的尺寸是长3～4.5米，宽至少1.8米。也许可以用胶带、书本或者其他的物品来标示出舞台的边缘以及舞台的中央，每个人轮流站在中央（非强制性的）。整个团体站起来面对舞台，作为观众。

说明：说出以下指导语——"我们每个人将会轮到两次'被看见'。在这个练习中，我们每个人都会轮流从舞台的左侧进入，慢慢地走到舞台的中央，然后停顿一下。在台上的人将会正念地站着，允许自己在静默中被观众看见。当轮到你上台时，正念地去体验被看见是什么感觉。站了60秒左右之后，台上的人从舞台的右侧离开。在简短的停顿之后，下一位成员从舞台的左侧进入。我们所有人都会过一遍（明确地说明，是按照某个特定的顺序，还是每个人都自发上台；通常更好的做法是自发去做），然后我们再进行第二次。在整个过程中，我们都保持安静。我会第一个上台演示。"

练习：然后，练习就在静默中进行，直到每个人都轮过两次。

讨论：练习过后，留出时间做反思和讨论。

● 第一次被看到的时候是什么感觉？第二次呢？你将两者的区别归因于什么？

● 观察班级里其他人是什么感觉？

● 描述在这个练习的过程中，你所体验到的与团体里其他人的关系。

● 有没有一些团体动力和团体过程的元素，让你感到更安全并且（或者）更脆弱？

● 你从这个练习中学到的东西可以如何运用于"看见"来访者，和"被来访者看见"？

减压观想

在这个观想练习中，压力情境被缩小为一个可以管理的大小，压力缩小观想并不是一个正式的正念冥想，但是对学生们很有用，他们经常体验到较高的应激水平（如果你想开一个正式的正念课程，那么就不应该加入这个练习）。讲师可以变换很多不同的做法，但是关键的元素是要发展出一个视觉的画面，或者代表压力情境的象征图案，然后把它缩小为一个可以管理的大小，并去体验自己与这个更小的画面的关系。还可以增加观想其他的、自己更喜欢的结尾。

减压观想

- 允许目前的一个压力情境或事件浮现在脑海中。如果浮现出很多，就只选择其中一个，知道自己晚一些时候还可以继续用这个练习对其他的情境开展工作。选择在这一刻最吸引你的注意力的那一个。

- 允许代表这个压力情境的画面或象征浮现出来。比如，如果是一篇你需要去写的论文，就允许论文的画面或写作的过程浮现到脑海中。如果是一个来访者，你也许会想要想象一下他的脸。画面不需要符合逻辑或者让别人能理解，只需要对你自己有意义、很重要就可以了。

- 花些时间仔细地看看这个画面。注意到它的颜色、形状和轮廓。现在，我想请你开始缩小这个画面、更小、更小、更小。如果它似乎在某一刻卡住了，没关系，只需要温和地等待，然后允许它继续缩小、缩小、缩小（停顿几秒）。继续让这个画面缩小，直到它像一颗豆子或者小种子一样大。缩小，缩小，再缩小。

- 注意你现在与这个情境之间的关系让你有什么感觉。有没有觉得好像更能管理了，还是没有变化？你觉得自己处理这件事的能力有所不同了吗，还是没有变化？只需要去注意，当这个问题的画面变得更小时，你是什么体验。

- 现在，拿起这颗种子，把它种到地里。想象雨滴落下，阳光和大地在滋养着它。允许时间过去，阳光和雨滴滋养着它。

- 现在想象春天到来了，这个画面从大地中再次出现，但是这一次不一样了。这个情景得到了转化，于是这一次，你的回应方式让你自己感觉很好，对自己的感觉很好，也觉得自己的回应方式很好。当这个画面变成了生活中的大小，请注意你与这个新的、重新浮现出来的情境的关系怎么样，你觉得自己在这个情境中的反应如何。请注意你有没有碰巧体验到更多的正直、希望、内在的平静、甚至对你自己在如何处理着这件事情上感到骄傲，注意到其他人可能有什么样的反应。最后再花一些时间体验一下这个转化后的情境的感觉。

| 第十章 |

治疗师的自我关怀和生活方式

一场诚实的对话

在这一章中，我想邀请你和我进行一场更为反思性的对话，聊一聊作为一名治疗师，怎么把生活过好。在这一章中，我将会让自己更加透明，因为我想在这一章中是作为一个人的戴安娜，而不是一位专业人士戴安娜。我希望这一章中个人化的语气也能激励你把这些主意用到自己的个人生活中去。

尽管我从来没有在哪里听说过或读到过，但是我自己作为治疗师的经验是，治疗师的生活必须过得略有些不同：我们的个人关系、和媒体的关系、在商场里的责任、娱乐活动的选择，以及压力管理技巧，这些都会被我们的职业角色所影响，我们的职业角色影响着我们在这些事情上的行动以及生活中很多其他的方面。正念与接纳的练习在这个等式上正确的那一边：它部分回答了作为治疗师该如何好好地生活。对于想要把正念教给来访者的人来说，自己建立一套有规律的正念练习在伦理上是有必要的（卡巴金，1990）。我很难想象，临床工作者如果没有一些日常的培养慈悲、接纳和内心平静的练习，其生活会是什么样子。如果你正在阅读这本书，我想你也会同意的。

在这一章中探索的正念与接纳练习，有助于治疗师在他们的职业生活中焕然一新，同时也能强化他们整体的幸福感和生活质量。我会列出一个具体的建议大纲，用于计划如何将正念和接纳练习整合到你的个人及职业生活中去，于是它们就很容易坚持下来。最后，我提供了一些反思：作为精神卫生领域的专业人士，如何更好地投入到生活中去。

正念和你

我做治疗师已经有近20年的时间了，可以说，我发现正念是这个行业中最为务实且强大的工具，因为它为解决这份职业中常常难以言喻的现实状况提供了无可比拟的资源，其中包括平衡个人生活和临床的世界。尽管这与大众的想法是相反的，但是治疗师确实也有自己的生活：人会死去、关系也有其季节的交替、孩子们总会做孩子们做的事。我想有很多人开始做这行的时候，都曾偷偷希望——至少是现在，然后一次又一次——所有那些如何助人的训练都能让我们自己的生活变得更好。而且，就某个程度而言，确实是的：我们更容易识别出虐待性的关系、坏习惯、低效的模式。但是，在很多方面也并没有变得更好。而且，对很多人而言，作为专业人士事实上创造出了更多的压力和要求，因为我们懂得更多的专业知识，日常工作中对个人要求的强度也很大。

就如我们已经讨论过的那样，对普通的从业者来说，练习正念会给我们的身体、心灵和关系带来很多的好处（第一章），也会为治疗师在治疗中的临在品质带来无数多的好处（第九章）。除了这些之外，正念和接纳练习还有很多其他专业方面的益处。以下这个清单总结了这些益处。

正念为专业工作带来的益处：

- 更强的治疗性临在感，为来访者"在那里"
- 更真诚、高效的治疗关系

- 更好地理解人类的头脑是如何工作的

- 对人类的制约有更多的接纳和慈悲

- 对来访者的关系议题有更多的自我觉察，对自己与来访者的关系也有更多的自我觉察

- 提升对来访者进行同理和接纳的能力

- 提升在个案过程中集中注意力的能力

- 能够更好地想到并运用专业知识

- 在两次治疗期间"重新激活"，以及在治疗之前和之后

- 减少耗竭

正念为个人生活带来的好处：

- 更强的总体幸福感

- 快速冷静、自我安抚的能力提升

- 更强的自我觉察、自我接纳和自我慈悲

- 在个人关系中提升亲密感和慈悲心

- 更好的身体及心理的健康

- 更少的压力

- 更好的睡眠

有了这么多人们经常体验到的好处，似乎每天花上10～20分钟的时间对大部分专业人士来说就不会是个问题了。这个道理傻瓜都懂！但是这里确实有个问题，就是大脑以及它根深蒂固的习性。与他们的来访者相似的是，大部分的治疗师的问题并不在于他们是不是认为这是个好主意，而在于如何把练习正念加入到他们繁忙的现代生活中去。

把正念用于治疗师的自我关怀，其关键的挑战在于持续性：年复一年地保持某种形式的练习。简而言之，正念和接纳必须成为一种生活方式。因为，就像西格尔解释的那样，"一段时间的正念觉知之后，它可

能会成为一种存在方式，或者个体的特质，而不只是一种暂时的心智状态"（2007）。当正念成为了存在于这个世界的默认状态，或者至少是经常出现的状态时，个体的自我和关系的幸福感就会显著提升，个体会更有抗逆力、更为整合，也更能适应不断变化的生命之流。

治疗师的个人正念练习

治疗师在学习正念练习方面有很多的资源，乔·卡巴金的正念减压或许是存在时间最久、最受认可的方式了。因为大部分的社区都有无数个机构、医院、瑜伽课程、宗教团体提供正念训练，感兴趣的治疗师应该不难找到一个声誉良好的课程接受正规的训练。此外，在经过正规训练之后，在理想的情况下，治疗师应该至少在最初的六个月里找到一个正念练习的团体，参加规律性的练习，得到老师的指导，从而建立起一套规律而且良好的练习习惯。善巧的导师能够帮助练习者穿越在练习正念的过程中通常会出现的问题，比如没有时间练习，感觉被卡住了，感觉好像什么都没有发生，感觉好像自己不擅长，分心，日程的改变，思绪杂乱，有所期待，等等。正规的训练以及社区感至关重要，这能使正念成为一种毕生的练习，而不是一个一次性的高强度学习体验。收到一张正念的证书，这只是旅程的开始。随着时间的过去，正念和冥想在我的生活中呈现出很多不同的形式，其范围长至我单身时候长时间的闭关，短至作为一个妻子和新手母亲的"日常生活"中的练习。我猜你们的练习也会有这样的季节变化。

治疗师的正念自我关爱计划

本章剩余的部分将会用来列出具体的方法供治疗师使用，治疗师们可以用正念和接纳的练习来发展出一套整合的自我关怀的方法。这套计划包括在家里、在办公室里、在社区中的正式以及非正式的练习。你可以选择整合并调整任何的元素，来打造一份适合于你的、可持续的方法。计划的元素如下表所列：

概览：正念自我关怀计划

- 正式的冥想练习
  —— 慈悲
  —— 观禅（毗婆舍那）
  —— 确保定期练习的策略
- 非正式的、工作中的练习
  —— 正念呼吸练习
  —— 日常正念活动
  —— 正念瑜伽
- 社区和关系性练习
  —— 夫妻和家庭练习
  —— 社区团体

治疗师的冥想

我特别向治疗师推荐两个冥想，作为正式练习中的部分：

- 慈爱（loving-kindness）冥想
- 毗婆舍那（Vipassana）或者观禅

慈爱冥想

我在第六章和第八章中已经介绍过了慈爱冥想，慈爱冥想包括将和平、快乐和幸福的祝愿发送给自己或者他人。因为"慈悲疲劳"被认为是精神卫生职业领域的一种风险，也是耗竭的前兆，所以慈爱冥想与治疗师特别相关。尽管我自己在文献中没有阅读到过与此有关的讨论，但至少对我而言，慈爱冥想似乎立刻就能触发一种快乐和幸福的感觉，比我在更为传统的正念冥想形式中所体验到的更具有持续性。而且，这个练习可以很快地改善个体在困难的关系情境中的视角，变得更富有资源，是从事高强度的以关系为职业的人的无价的资源。

治疗师们在练习慈爱冥想时有两种选择：传统的版本，或者一个与他们的临床实践更直接相关的版本。

治疗师的慈爱冥想

做慈爱冥想时的语句

- 愿 X 快乐、喜悦。

- 愿 X 没有痛苦。

- 愿 X 健康、光彩照人。

- 愿 X 安详自在。

- 愿 X 与他人和平相处。

- 愿 X 安好。

X 指的是慈爱指向的对象。

第一个版本：练习强化

- 来访者（既可以是个体，也可以是团体）

- 同事

- 自己

- 所有众生（如每个人）

或者

第二个版本：传统的慈爱练习（见第八章）

- 一个中立的人（如认识的人，同事）

- 重要他人（如伴侣，家人）

- 困难的人（如和你有冲突的人）

- 自己

- 所有众生（如每个人）

毗婆舍那或者观禅

毗婆舍那（Vipassana）或者观禅 * 是一种更高级的正念冥想形式，在正念减压的课程（Stahl & Goldsteain，2010）中被称为"不作选择的觉知"（choiceless awareness）。观禅不是聚焦在某个物体上（如正念地觉知呼吸），而是觉知在任何一个当下意识之中升起的内容（Goleman，1997）。在传统的正念冥想中有一个重要的能力，也是在开始修习观禅前必须先具备的能力，就是把注意力集中在呼吸或者其他单一的物体上，然后再开始观禅。这要求观察者具备一种稳定的观察视角，观察念头、感受、知觉以及任何心理现象的出现、升起以及在意识中消散，从一种好奇、慈悲并且了了分明的观照的位置出发观看。可以把这个练习比喻为观察云朵飘过天空，或者看着河水流过：只是注意到事物经过，不试图去停止或者改变它的流动。就如对这个词的翻译所暗示的那样，这个练习的设计旨在促进对于深刻的灵性真相的洞察，尤其是自我及现实虚幻的本质，以及所有事物之间的相互依存性。

观禅的练习与西方实验室中发展出来的一种叫做"开放聚焦大脑"（open focus brain）的冥想技巧有很多有趣的相似之处。Fehmi 试验了许多种观想和体验，以帮助人们进入到一种同步的阿尔法脑波状态，这种脑波是与放松和高度的整体的安好状态有关的（Fehmi & Robbins，2007）。在所有的放松画面和感官知觉中——想象一个平静的场景、听

---

* 此处的"观禅"英语原文为 Insight Meditation，直译为中文是"洞察冥想"或者"洞见冥想"。——译者注

一段自己最喜欢的音乐、闻芳香的气味或者看到彩色的光——只有一种做法能持续地帮助参与研究的人进入到同步阿尔法脑波：想象"空无"。当 Fehmi 请被试想象自己双眼或者双耳之间的空间时，他们很快就进入到了与一种深深的安好相关的那种脑波中。Fehmi 把这发展为一种冥想技巧——观想虚空和空无。可以说这种做法最为古老的实践就是毗婆舍那冥想，研究已经证明，资深的冥想者比其他冥想者能够更长时间待在同步的阿尔法脑波中。

对治疗师而言，观禅的练习大大地深化了他们对于"心 / 头脑[*]是如何运作的，怎样做是不行的"的理解。尽管我们说得好像很容易，比如我们会说一个人"下定了决心"或者"她已经把心投入进去，决心要去做了"，但是当我们仔细地观察了我们心 / 头脑是如何运作的，这样的描述就变得毫无意义了。更准确的描述是：流经心 / 头脑的信息持续不断地起伏、彼此矛盾。这能激发我们对于来访者常提到的迷惑、"卡住"、反复无常和无法平静产生更深的谦卑和更大的慈悲。为了要富有意义地成为一个心灵的"治疗师"，我相信这种"对于心 / 头脑的高强度的体验性知识"以及"意识到，最终，现实是由心所造"是很有必要的，并且能够难以言喻地转化个体的修行。

让它成真

知道怎么做冥想是简单的，挑战在于腾出时间去做。哪怕目标只是每周五次2 ～ 5分钟的练习，和我一起工作过的大部分人——包括我自己——很难专门留出时间来做这些事，因为我们的生活节奏如此之快，社会对我们又有如此多的要求。我们大部分人在社会或者文化的层面上几乎没有什么能够强化我们花时间做"空无"的——更不用说"观察

---

[*] 此处的英文用的是 mind，佛学的语境中常翻译为"心"，在奥修的作品中则常将其翻译为"头脑"。——译者注

空无"了——不仅如此，还在其相反面有强大的压力：要去做些什么、做更多。可以允许的速度只有两种：快、更快。常常，真正的问题并不在于5分钟的时间：真正的问题是，如果慢下来了，就会失去这一天剩下的时间的动力势能。可真相是，花上5分钟、10分钟、20分钟来练习正念，这确实会让你在练完之后慢下来。它改变了你，于是你对当代社会的标准节奏就感到不那么舒服了。你会不一样了（而且这正是你想要做这件事情的原因）。

刚开始的时候，感觉好像做的时机永远"不对"或者"不自然"，这就是为什么我推荐使用最基本的行为条件作用。当我们花时间去练习、慢下来时，你会开始感觉到这很正常，也很适宜。你一定还记得巴甫洛夫是如何让他的狗在听见铃声响起的时候流口水的：他持续地将晚餐和铃声配对。一段时间之后，狗学会了开始流口水，因为铃声总是预示着食物的到来。你也可以用相似的方法让你的心／头脑做好准备——启动——仅需通过每天在同一个时间冥想（或者如果你有固定的日程安排表的话，至少每周5个工作日）。我已经训练了我的心／头脑期待着每天上午的某个时间要做正念，通常是洗过澡之后。通过有意识地创造这种关联，我的心／头脑和身体会每天期待并渴望这件事情，这又会极大地增加我做这件事情的可能性，当我试着在自己"碰巧"有时间的时候把它挤进去，就很少会真的做练习了。

我用的另一种行为策略就是正强化。我是那种从待办事项的清单上勾掉一项内心就会产生极大的愉悦感的人，而且我承认自己有时候会把最近完成的一项工作，而且恰好是另一张清单上没有记录过的，加到我正在写的清单上，以此来给自己记上一功。我很享受正向奖励，同时也想创造一张"安全网"，所以我把冥想练习写到了电脑的待办事项程序里，并把它列为每天要做的事情中的第一项。如果我已经完成了，就会把它勾掉，如果还没有，就能很快地提醒我在繁忙的工作日开始的时候找个时间去做。如果你的生活并不是特别忙，花时间做冥想练习很容易，那么你会需要以下的内容；不然的话，就试着根据"在忙碌的日程中腾出时间做正念练习"那些步骤来做。

忙碌的治疗师培养持续练习习惯的步骤

第一步：与另外一个常规事项配对

找到另一个日常活动（起床、穿衣服、吃早餐、抵达办公室、回家，等等）。在这件事之前或者之后可以腾出5 ~ 20分钟的时间做正念。

我将在_____（常规的，日常的活动）□之前 / □之后练习正念____分钟。

第二步：创造一个空间

找一个合适的地方坐下，并且至少在那个空间里放一样东西来提醒你练习正念的好处，以及提醒你练习正念的原因。

我的冥想空间：_____；那个空间里的提醒物 / 象征物：_____。

第三步：添加正强化

练习结束后给自己一个小小的奖励；这个可以非常简单，如在你的待办事项清单上把它勾掉，写日记记录你的正念练习，或者喝一杯最爱的茶，吃块最爱的巧克力。无论是什么，为了起到最佳效果，都应该在练习完成之后立刻去做，而不是那天之后的时间做。我选择的强化物是：_____。

第四步：创造一张安全网

创造另外一个提醒物来提醒你练习：在手机上设定一个闹铃，在待办事项的软件里加上一笔，或者在车子的仪表盘上贴个纸条，在练习有些完不成的日子里温和地提醒你。

第五步：日志或日记

记一本正念日志（见第六章）或者写日记来追踪你的练习，你从中学到的东西能够极大地提升你练习的动力和持续性。日记应该放在冥想的空间里，或者附近的地方。

我把日志 / 日记本放在＿＿＿＿＿＿＿＿＿＿＿＿＿。

工 作 中 的 正 念

把迷你正念冥想和活动整合到办公室日常的工作中，这能极大地提高治疗师在临床工作中的功能，也会减轻一天结束时总体的压力水平，使他们可以带着更多的活力回家，在情绪上也能更多地回应家人。我推荐三种正念冥想的变化形式给治疗师们在工作场合使用，这三种也都在第六章中介绍过：

- 正念呼吸冥想
- 正念日常活动
- 正念瑜伽

用迷你正念呼吸练习来结束一天的工作

在到达办公室和离开办公室时分别做一次简短的正念呼吸，对于这两个时间段的过渡和准备会有非凡的效果。当我们到达办公室，或者正准备见来访者时，练习2 ～ 10分钟的正念可以帮助我们清理头脑，归于中心，更充分地来到当下并聚焦在来访者身上，用神经学的术语来说，这可以帮助治疗师进入一种整合的中立状态（Siegel，2010b）。我们自己和来访者都能感觉到这种变化，而且可能会为来访者带来一种重大的改变，这一点在最近的研究中得到了证实（Grepmair 等人，2007；Padilla，2011）。在一天结束的时候练习正念是送给你自己和家人的礼物，因为它可以让你更为优雅地从工作过渡到生活。

正念日常活动

日常活动中的正念指的是把充分的、对当下时刻的觉知带到普通的日常活动中去，比如在洗手的时候感受水的温度和气泡。选择一两个办公室里平淡无味的日常活动来做正念练习，也可以增加一些微小的正念的片刻，因为不断重复的条件作用，这会立刻激活放松反应。比如，当我读完了一行禅师（1992）的《每一步中的平静》(*Peace is Every Step*) 之后，我开始做洗碗冥想，把正念带到我一天之中最不喜欢的家务里。几年后，这样做的结果就是，任何时候当我洗碗或者洗手时，它就会激活我的放松反应。在办公室漫长的一天里，会有好多次这样的放松时刻。洗手的这些短暂片刻现在就会提醒我来到当下，只需要注意自己是如何在做，我正在体验着什么感受，我的心 / 头脑在哪里，它帮助我清理自己的心 / 头脑，做好准备，为我的下一位来访者充分地临在。以下还有一些治疗师常见的活动：

- 正念地喝水
- 正念地走过大厅
- 正念地抓住房间门把手
- 在一天开始和结束的时候，正念地打开、合上文件夹
- 正念地填写进程记录

正念瑜伽

在两个个案之间——特别是在有一个个案迟到的时候——我会享受练习正念瑜伽，这让我可以伸展一下身体，不然的话，我一天大部分的时间都是坐在办公室里不动的。在我温和地伸展时，随着伸展动作一起深深地呼吸有助于我放松身体，也使我能够将我全部的注意力和临在都带回到房间里。

社群支持

除了有规律地练习、在工作中练习正念之外，治疗师还要为自己找到能够支持自己的正念练习的人和社区，他们同时也支持着治疗师这个人。有伴侣的治疗师可以发展一些正念练习或慈爱冥想，把正念整合到家庭生活中去（见第八章）。类似的，有孩子的治疗师也可以把适合孩子们用的正念练习带入到日常的家庭惯例中去。

打造一个支持社区最主要的好处就是，重新设定如何体验一天、体验人生的常规。对于绝大部分人而言，现代生活特有的慢性压力水平会让人们远离丰富的生活、体验不到对生命充分的满足感。这样说吧，在个人生活和关系中临在，这与当下这个历史阶段越大越好、越快越好的文化是相反的。所以，找到一个社群——无论是你的伴侣还是你的教会——他们致力于带着更大的觉知和生命力来生活，这会比你自己独自去做要简单得多。和这样的人在一起，他们注意到太阳的品质、花朵的色彩、当地水果的味道，并为之欣喜，和他们在一起会提醒你也去做同样的事。相比之下，如果你一整天的时间都是和手头同时忙着几件工作的人在一起，他们匆匆忙忙地从一个活动奔赴另一个活动，比较谁的最大、最好，慢慢地，你也会开始远离自己的体验生活了。

灵性发展

我对灵性的定义是，个体是如何在最大的意义上与生命联结的（见第五章的讨论），所以我相信，哪怕是无神论者，也具有某种形式的灵性。哪怕那么做是为了一些实际的目的，比如成为一个更好的治疗师或者管理压力，有规律的正念、慈悲以及毗婆舍那练习会不可避免地带来觉醒、重塑并深化个体与生命的联结感，如果你把这个建构为神性，那么它就是神性。这些练习将个体向存在状态的体验打开，这些体验是现代文化很少提及的：明显地感觉到与所有活着的生命的联结，从对世间生活的在意中解脱出来，感受到对神性的触碰。相类似的，毫无阻碍地拥抱苦痛，这就不可逆转地改变了个体对于生命的假设、生命的目的、你的目的，以及我们生命中其他人的角色和我们在他人生命中的角色。完全可以这样说，有规律的正念练习会以一种超越你想象的方式由内而外地塑造你。尽管看起来你只是坐在那里什么都没做，但在很多方面你正投入生命中最为深刻的征程：理解你在生命的奥秘中所扮演的角色。

个人生活和职业生活的交织

我们很多人都听过这种说法：我们需要在个人生活和工作之间建立"健康的界限"，在家的时候不聊来访者，在工作的时候不讨论我们的家庭生活。我的经验告诉我，这样做会错过很多核心的议题，而且近期的研究也指出了更多微妙的议题。近期关于治疗性临在的研究指出，存在的品质，或者说治疗师这个人是预测来访者疗效的一个关键的因素——如果不是最关键的话（Lambert & Simon，2008；McDonough Means, Kreitzer, & Bell，2004；Miller, Duncan, & Hubble，1997）。而且，神经科学中的研究提出，我们的精神状态会显著地影响我们的来访者以及他们修通创伤、稳定情绪的能力（Siegel，2010b）。更具体地说，研究者们越来越认为，治疗师进入到整合、中立的状态的能力，以及发展安全关系的能力，对治疗的效果起了至关重要的作用。累积起来的证据都说明，治疗师这个人是关键的改变因素，那么要问的问题就变成了，你能做到在治疗中是某种人，在治疗之外又是另一种人吗？

无论你相信我们只有单一的自我，还是相信我们有多重自我，还是拥护佛教的"无我"，我相信大部分人都会同意，治疗之外的自我和治疗中的自我是紧密相关的。所以，治疗师在治疗之外做的事情——他们的时间怎么用，他们把注意力导向哪里，他们如何处理自己的关系——都会以某种形式进入治疗室里。比如，如果一个治疗师选择长期处在一段混乱的、不安全的关系里，那么这种关系的品质就可能以某种形式影响到他在治疗室里建立的关系。类似地，如果一个治疗师生活在慢性压力的状态中，缺少冷静、整合的情绪，那么这种精神状态也可能悄悄地渗透到他的职业生活中。顺理成章地，如果治疗师和他周围的人没有良好的、安全的关系——也许是隔壁办公室的人或者大厅另一边的人——这是不是也可能会影响到他在治疗室中的状态？

比起其他人，治疗师更应当周全地考虑如何管理自己个人生活中的时间和精力，从而帮助他们维持情绪的平衡、乐观及安康。并不是每种形式的娱乐、关系或者兴趣都有助于治疗师形成一种强化治疗临在的自我感。比如说，我发现有一些关于人性的毫无必要的悲观主题的暴力电影，它们会影响到我，削弱我在治疗中的临在感，所以我会避免看那种电影。正念练习能够帮助治疗师同频到他们生活中更为精微的元素，那些降低他们在工作和生活中的效能的元素。

允许自我关怀

自我关怀很重要。它和关怀我们的来访者一样重要，如果不是更重要的话。不花时间用于高品质的自我关怀的临床工作者，他们对来访者能起到的帮助会降低（Shapiro & Carlson，2009）。我们大部分人在确保自己符合伦理要求方面都做得相当优秀，比如不因物质滥用而受到损伤，或者不让我们个人的问题影响到工作，但是好的自我关怀远不止这些。富有意义的自我关怀包括有意识地检视我们是如何生活的，我们如何经历一整天；我们的压力是如何影响到我们的健康、幸福和关系的；我们如何与自己生命中的重要他人建立关系；我们如何对自己讲述自己生命中的事情的意义；也包括在有些日子里，刚才提到的那些事情你一件都不做，只是简单地活着。

我们面对自己的来访者的苦痛，以及我们的家人和朋友的需要，但是很多职业助人者很难允许自己关怀自己。我们可能没法总是意识到，我们最终是彼此联结在一起的。治疗师更可能会去想，他们可以怎样做来帮助别人，而不是他们需要花时间来培养自己的幸福感。当我们每天进进出出见到的都是有巨大需要的人时，把焦点放在自己身上似乎会显得很自私。出于同样的原因，联邦航空管理局总要不断地提醒父母们一件显而易见的事：出现紧急情况的时候，父母必须先照顾好自己，把氧气面罩先罩在自己脸上，然后他们才有能力帮助自己的孩子们。类似地，治疗师似乎也需要不断地提醒：在这个行业里，自我关怀是必需品，而不是奢侈品。非常坦白地说，我发现比起让有自杀危机的个案稳定下来，或者帮助夫妻回到正轨，对我而言自我关怀的挑战性高得多。在那些技能上，我受过良好的训练。但是在自我关怀领域，相关的指导原则或者前人已经摸索出来的康庄大道却比较少。这是一段需要我持续不断去关注的旅程和任务。尽管在这些年中，我确实已经做得越来越好了，但是我知道还有更多的东西要去学习。有一点是，我已经发现正念和接纳练习是那段旅程中不可或缺的一部分，所以我也充满热情地把它推荐给你。

通向幸福的旅程

我有几个著名的同事和导师，他们非常出众的原因是他们拥有幸福感（well-being），在自己、他人和生活中散发着安详的光芒。他们通过分享自己内在最好的东西来激发别人内在最好的东西。你或许会认为，在精神健康领域我们有很多榜样，他们活出了深深的幸福感。不幸的是，实际情况并非如此。也许就像积极心理学家们所指出的那样，我们错误地将健康等同于没有病理情况，而不是幸福感和最优化的功能

运作（Seligman，2002）。我想治疗师们已经越来越能做许多促进来访者
（以及他们自己）的幸福感的工作了。尽管正念和接纳练习并不是唯一
的途径，但是它们提供了很多高效且灵活的方法，帮助人们创造出更为
丰富和丰满的生活。

我希望这本书里的有些部分已经触碰到了你，或者激励你去追求
一种充满冒险、爱和欢笑的生活——无论你是不是需要通过冥想来
实现这些最终目的。所有想说的话已经说了，正念——如其所是地观
照——无非就是一种工具，用来发展一种与生命、他人和自己之间更为
高效的关系。其中并不蕴含任何特别的魔法——它只不过是很多人在
培养自己的幸福感时发现的很有用的工具。更为重要的议题是这段旅
程：你选择如何经历这一天，如何对待每一个你遇到的人，如何与自己
对话，如何面对生命带给你的挑战。

尽管英语中最常用于翻译冥想目标的词是"证悟"，另一个可用以
代替的词对我而言具有更大的意义——"解脱"。在多年的实践之后，
证悟解脱这个理念已经失去了其神秘性和半魔法的意味，相反，它具有
一种更为亲切且宝贵的含义：从我自己每一天自我施加的痛苦中解脱
出来。我们每个人都有选择、创造或者消除我们生活中的大部分苦。我
不能说选择消除它很容易，但是我发现正念练习让这件事情对我而言
变得更容易了。我发现，我对自己的生活越有正念、越接纳，我就越不
太可能创造没有必要的苦，而且也就更能品味到自由和宁静真正的味
道：在这个世界里好好的。这样的自由无法通过金钱、对的关系或者特
别的训练获得，它必须经由每一天一再地选择。愿我们每个人都有勇
气，一次又一次地做出这样的选择！